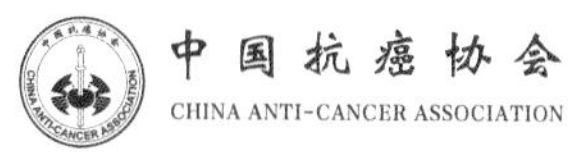

靶向治疗

中国肿瘤整合诊治技术指南（CACA）

CACA TECHNICAL GUIDELINES FOR HOLISTIC INTEGRATIVE MANAGEMENT OF CANCER

2023

丛书主编：樊代明

主　　编：徐瑞华　李　凯　佟仲生

张清媛　韩宝惠

天津出版传媒集团

天津科学技术出版社

图书在版编目(CIP)数据

靶向治疗 / 徐瑞华等主编. -- 天津 : 天津科学技术出版社, 2023.5

("中国肿瘤整合诊治技术指南(CACA)"丛书 / 樊代明主编)

ISBN 978-7-5742-1082-0

Ⅰ. ①靶… Ⅱ. ①徐… Ⅲ. ①肿瘤－治疗学 Ⅳ. ①R730.5

中国国家版本馆CIP数据核字(2023)第066370号

靶向治疗
BAXIANG ZHILIAO

策划编辑：方　艳
责任编辑：马妍吉
责任印制：兰　毅
出　　版：天津出版传媒集团 / 天津科学技术出版社
地　　址：天津市西康路35号
邮　　编：300051
电　　话：(022)23332695
网　　址：www.tjkjcbs.com.cn
发　　行：新华书店经销
印　　刷：天津中图印刷科技有限公司

开本 787×1092　1/32　印张6.5　字数80 000
2023年5月第1版第1次印刷
定价：76.00元

编委会

张玉松　赵　达　赵　勤　赵　珅　赵海军　朱晓东
朱秀之　卓长华

执笔人

卜　庆　葛丽萍　郭天舒　韩　莹　郝春芳　黄艾弥
李佳艺　李梦洁　李　桑　刘璐璐　刘西禹　潘　莹
孙旭琪　宋　拯　苏丽玉　谭　军　王静萱　吴春娃
徐海鹏　喻经纬　赵海军　赵　珅　张翠翠　张　飞
朱秀之　卓长华

秘　书

郝春芳　黄艾弥　潘　莹　王　晶　王静萱

目录 Contents

第一章

概述

分子靶向治疗是指利用瘤细胞和正常细胞分子生物学上的差异，针对可能导致细胞癌变环节，以细胞受体、关键基因和调控分子为靶点，设计相应治疗药物，选择针对性阻断、干预与肿瘤发生密切相关的信号传导通路，从而特异性抑制肿瘤生长和转移。随着基因组学和分子生物技术进步，对肿瘤发病机制从细胞、分子和基因水平认识的逐步深入，肿瘤驱动基因被陆续发现，推动了肿瘤治疗迈向靶向治疗的模式。

纵观分子靶向药物发展历程，分子靶向治疗无疑是肿瘤治疗领域一个重要里程碑，也是21世纪控瘤药物研发的重要方向。从中世纪黑胆汁到生物学基础研究进入分子时代，随着DNA双螺旋结构破解，人类对生命的认知被拓宽，许多疾病研究进入了基因层面，越来越多与疾病相关的突变基因被识别。1913年Paul Erlich首次提出靶向治疗概念，称其为“魔术子弹”，该概念最初用于描述某些化学物质能完全针对目标，而对非目标组织器官不起作用。1960年美国费城研究者发现部分慢性髓性白血病患者存在费城染色体异常；1987年学界首次确定了表皮生长因子受体对非小细胞肺癌生长和扩散的重要作用。随着分子生物学技术发展，肿瘤分子靶向药物应运而生。1997年11月26日，美国药FDA批准抗CD20单抗——利妥昔单抗上市，用于治疗对其他治疗无效的B细胞非霍奇金淋巴瘤，开启了肿瘤靶向药物治疗时代。1998年9月25日，靶向HER-2的曲妥珠单抗上市，由此揭开乳腺癌靶向治疗的序幕。2001年，靶向抑制Bcr-Abl酪氨酸激酶的甲磺酸伊马替尼获批上市，用于费城染色体阳性的慢性粒细胞白血病（CML）治疗，使CML这种致命疾病成为一种温和可控的慢性病，实现了人类抗癌史上一次质的飞跃。2003年，第一代EGFR-TKI吉非替尼被FDA批准可用于晚期NSCLC治疗，为肺癌靶向治疗带来第一缕阳光。2004年FDA批准了首个针对血管内皮生长因子（vascular endothelial growth factor，VEGF）单抗贝伐珠单抗联合化疗方案用于治疗晚期结直肠癌，开启抗血管生成治疗肿瘤时代。相对传统化疗药物，靶向药物靶点明确，针对瘤细胞发挥作用，减少对正常细胞的杀伤，明显降低了全身毒副作用。分子靶向治疗已通过大量临床研究取得丰富医学证据，在临床实践中取得显著疗效，成为控瘤治疗重要策略和许多肿瘤标准治疗的选择。

国内外分子靶向药物研发层出不穷，成熟靶点更新迭代。2003年人类基因组计划完成。2006年美国NCI和国家人类基因组研究所发起癌症基因组图谱（TCGA）计划，旨在获得一个全面、多维、针对多种癌症基因组的图谱，2012年进一步提出泛癌症计划，试图从分子特征对肿瘤进行研究。TCGA在分子水平上重新定义了肿瘤，并描绘了常见肿瘤发生的突变，促进了DNA测序技术和基因组分析技术创新，也为肿瘤药物开发提供了更多支持。近十年来，肿瘤分子靶向治疗新药研发进入快速发展期，美国FDA已批准上市的分子靶向药物达百余种，适应证涵盖大部分肿瘤类型。目前肿瘤靶向药物研发主要途径涉及促进肿瘤生长或存活的特异性细胞受体和信号转导、细胞周期调节、新生血管形成等，主要围绕认知比较充分的靶点，如EGFR、HER-2、VEGF/VEFGR、Braf、ALK、c-met、BCR-ABL等。除聚焦瘤细胞的基因突变，学界也将研发方向扩展至肿瘤生存环境和相关免疫系统的关键调节分子，除PD-1/PD-L1外，TIGIT、CD47、LAG3等诸多免疫抑制靶点已进入新药研发行列。

21世纪开始，包括靶向药物在内的中国控瘤新药临床试验进入一个全新时代。2011年埃克替尼的上市标志着中国肿瘤药物研发从仿制走向原创。随后中国自主研发上市的靶向药物包括阿帕替尼、安罗替尼、吡咯替尼、呋喹替尼等获批适应证，覆盖多瘤种的治疗。随着国际生物类似药开发热潮，我国制药企业也加入到生物类似药的研发行列中，利妥昔单抗生物类似药和贝伐珠单抗生物类似药等在中国已上市。目前我国靶向药物研发后劲强大，靶向药占比逐年增高，但6%的靶点囊括了超40%的新药，提示国内靶向药物研发面临着严重同质化问题，未来更应该着力于原创新药研发，尤其新靶点与新作用机制的药物研发，开展更多全球多中心临床试验。

靶向治疗实施，精准检测先行。分子诊断检测技术的进步基于分子标志物指导的精准靶向治疗发展。以二代测序（next generation sequencing，NGS）技术为代表的高通量测序技术是测序技术发展的一个里程碑，目前正广泛用于临床实践，通过分析患者肿瘤组织基因异常情况，包括常见基因扩增、染色体异位/基因融合、基因突变、基因重排、甲基化、微卫星不稳定（MSI）等，为肿瘤分子诊断、临床治疗提供更多有价值信息，有助于临床制定个体化治疗方案，监测疗效及判断预后等。

随着细胞分离技术和基因测序技术发展，液体活检在肿瘤精准医疗的价值日益凸显，通过检测患者血液、尿液等体液标本中的肿瘤相关产物，例如血液中游离的循环肿瘤细胞（CTC）、循环肿瘤DNA（ctDNA）和外泌体等，用以发现及追踪肿瘤分子水平的变化，在协助预后判断、探寻新潜在治疗靶点、动态监测治疗疗效和探究靶向药物耐药机制等方面具有广阔临床应用前景。

靶向药物临床研究和新药研发在新认知和新技术推动下不断深入和创新，助推并引领靶向治疗进步：①开启“泛癌种药物”开发新模式。将具有同种基因或分子变异的不同肿瘤组织类型的患者全部纳入试验，以探索对试验靶向药物敏感的肿瘤组织学类型，亦被形象地称为“篮子试验”。以靶点为中心的临床试验在一定程度上可预测药物疗效，提高临床试验成功率；②单靶点认知层面不断深入，带动了多靶点联合、免疫调节和放化疗的创新整合；③随着抗体药物工程技术快速发展，新兴抗体药物如抗体偶联药物（Antibody-Drug Conjugate，ADC）、双特异性抗体Fc融合蛋白等已走过概念验证阶段，部分药物陆续获批上市，成为国内外当前药物研发热点；④二代测序、影像组学和数字病理等技术的发展促成建设了包含临床信息在内的生物大数据库，基于大数据特征和临床疗效的归纳总结，更易筛选出靶向获益人群。例如研究者构建三阴性乳腺癌的生物大数据库，通过多组学分析挖掘潜在靶点，构建分型模型，实施以分型为指导的伞型临床试验，明显提高了临床疗效；⑤3D培养、高通量药敏筛选等新技术的发展促成患者来源的个体化肿瘤模型的构建，通过类器官平台、人源性组织异种移植平台等有望成为药物功能性筛选、指导靶向治疗药物精准选择的重要方法。

第二章

靶向药物

控瘤靶向治疗药物通过调控肿瘤分子病理过程中的特定靶点，选择性干预瘤细胞增殖、浸润及转移。根据药物结构分类，临床常见的靶向药物主要分为小分子靶向药物、单抗类药物、双特异性抗体、抗体偶联药物、免疫靶向药物等。

一、小分子靶向药物

小分子药物多为信号转导通路抑制剂，能特异性阻断肿瘤增殖、浸润过程中必需的信号通路。小分子药物靶点覆盖包括激酶、表观遗传修饰蛋白、DNA损伤修复酶、蛋白酶体等。

表1　主要作用于细胞膜的药物

靶点	类型	代表药物	主要特点	作用机制
EGFR	第一代	吉非替尼、厄洛替尼、埃克替尼	可逆性结合EGFR-TK结构域，针对Exon19 Del、L858R突变	抑制信号转导，抑制肿瘤细胞增殖、迁移
	第二代	达可替尼、阿法替尼	不可逆性结合EGFR-TK结构域，针对Exon19 Del、L858R突变，对ERBB家族其他成员产生抑制作用	

续表

靶点	类型	代表药物	主要特点	作用机制
EGFR	第三代	奥希替尼、阿美替尼、伏美替尼	针对Exon19 Del、L858R突变及耐药靶点EGFR 20外显子T790M突变，易透过血脑屏障	
ALK	第一代	克唑替尼	ATP竞争性抑制剂，针对ALK阳性、ROS1阳性，靶点包括ALK、ROS1及MET	
	第二代	塞瑞替尼、阿来替尼、布格替尼、恩沙替尼	克唑替尼耐药后有效，易透过血脑屏障	抑制信号转导，抑制肿瘤细胞增殖、迁移
	第三代	洛拉替尼	采用大环酰胺结构,针对一、二代耐药靶点G1202R/G1202del突变有效，易透过血脑屏障	
ROS1	—	克唑替尼	靶点包括Met/ALK/ROS1	
		塞瑞塞尼、洛拉替尼	靶点包括ALK/ROS1	
		恩曲替尼、Repotrectinib	靶点包括ALK、TrkA/B/C和ROS1-TKI	

续表

靶点	类型	代表药物	主要特点	作用机制
MET	—	赛沃替尼、Capmatinib	针对MET 14外显子跳跃突变有效,抑制MET扩增	抑制信号转导,抑制肿瘤细胞增殖、迁移
HER-2	—	拉帕替尼等	靶点包括HER1(EGFR),HER2	
		奈拉替尼、吡咯替尼	靶点包括HER1(EGFR),HER2,HER4	
RET	—	普拉替尼等	针对RET突变、RET融合阳性	
NTRK	—	拉罗替尼等	NTRK基因融合的高选择性抑制剂	
FGFR	—	佩米替尼等	针对FGFR亚型1/2/3的强效选择性口服抑制剂	
FLT3	—	吉瑞替尼	针对FLT3-ITD内部串联重复和FLT3-TKD D835Y突变具有抑制作用,对受体酪氨酸激酶AXL具有抑制作用	—

表2　主要作用于细胞质的药物

靶点	代表药物	主要特点	主要作用机制
PI3K	Alpelisib	抑制PIK3CA p110α亚基活性,诱导乳腺癌细胞雌激素受体的转录增加	抑制信号转导,抑制肿瘤细胞增殖、迁移

续表

<table>
<tr><th>靶点</th><th>代表药物</th><th>主要特点</th><th>主要作用机制</th></tr>
<tr><td>mTOR</td><td>依维莫司</td><td>抑制mTOR活性，抑制下游S6K1和4E-BP1的活性，也能直接作用于血管内皮细胞的mTOR/抑制HIF依赖的各种促进血管生成的因子合成</td><td rowspan="5">抑制信号转导，抑制肿瘤细胞增殖、迁移</td></tr>
<tr><td rowspan="2">BRAF</td><td>达拉非尼</td><td>ATP竞争性抑制剂，针对BRAF V600E突变，抑制MEK、ERK磷酸化</td></tr>
<tr><td>维莫非尼</td><td>针对BRAF V600E突变，可抑制野生型BRAF、CRAF、ARAF、SRMS、ACK1、MAP4K5、FGR激酶活性</td></tr>
<tr><td>MEK</td><td>曲美替尼</td><td>针对BRAF V600E突变，MEK1和MEK2激酶活性的可逆性抑制剂</td></tr>
<tr><td>KRAS</td><td>Sotorasib</td><td>针对KRAS G12C突变，不可逆转地将KRAS锁定在非活性GDP结合状态</td></tr>
<tr><td>KIT/ABL</td><td>伊马替尼</td><td>ATP竞争性抑制剂，抑制BCR-ABL、KIT和PDGFR激酶活性</td><td>阻断酪氨酸激酶的磷酸化，抑制肿瘤细胞的增殖，诱导细胞凋亡</td></tr>
</table>

续表

靶点	代表药物	主要特点	主要作用机制
KIT/ABL	阿伐替尼	抑制KIT和PDGFRα蛋白活性，尤其对PDGFRα外显子18突变(包括D842V突变)和KIT基因D816V突变高度敏感	阻断酪氨酸激酶的磷酸化，抑制肿瘤细胞的增殖，诱导细胞凋亡
	尼洛替尼	结合并稳定ABL蛋白激酶位点的非活性构象，对酪氨酸激酶抑制作用较伊马替尼强20~50倍，可抑制对伊马替尼耐药的BCR-ABL突变型激酶活性，同时能抑制KIT和PDG-FR激酶活性	
BTK	伊布替尼、泽布替尼	不可逆BTK抑制剂，与半胱氨酸残基Cys481形成共价键，抑制BTK活性	诱导细胞凋亡，抑制肿瘤细胞增殖、迁移
CYP17	阿比特龙	抑制雄激素合成通路中关键酶CYP17的活性	阻断CYP17介导的雄激素生成，抑制前列腺癌细胞的生长
BCL-2	维奈克拉	选择性与抗凋亡蛋白BCL-2结合	促进内源性凋亡途径杀伤肿瘤细胞

续表

靶点	代表药物	主要特点	主要作用机制
蛋白酶体抑制剂	硼替佐米、伊沙佐米	通过抑制26S蛋白酶体的20S催化亚基,抑制蛋白质降解	引起蛋白质过载,诱导内质网应激,导致肿瘤细胞凋亡
IDH1	艾伏尼布	靶向IDH1突变,抑制异常代谢物2-羟基戊二酸(2-HG)水平	诱导肿瘤细胞正常分化

表3 主要作用于细胞核的药物

靶点	代表药物	主要特点	主要作用机制
CDK4/6	哌柏西利 阿贝西利 达尔西利 瑞柏西利	选择性抑制细胞周期蛋白依赖性激酶4和6(CDK4/6),恢复细胞周期控制	阻断细胞周期从G1期向S1期转变,阻断DNA合成,抑制肿瘤细胞增殖
PARP	奥拉帕利	可形成PARP-DNA复合体,抑制PARP活性	抑制肿瘤细胞DNA损伤修复,促进BRCA突变肿瘤细胞凋亡
组蛋白去乙酰化	西达本胺	表观遗传调控药物,选择性抑制第Ⅰ类HDAC中的1、2、3亚型和第Ⅱb类10亚型	提高组蛋白乙酰化水平,引起染色质重塑,改变多条信号通路基因表达,抑制肿瘤细胞周期、诱导肿瘤细胞凋亡;调节机体细胞免疫活性,增强NK和CTL介导的肿瘤杀伤作用

续表

靶点	代表药物	主要特点	主要作用机制
组蛋白甲基化	Tazemetostat	抑制EZH2，从而抑制组蛋白H3赖氨酸27的甲基化，恢复抑癌基因的表达	调节细胞周期调控和终末分化基因转录，抑制肿瘤细胞增殖
XPO1	塞利尼索	在Cys528处形成共价、缓慢可逆的结合物，抑制含有亮氨酸序列的抑癌蛋白核输出	上调细胞核内肿瘤抑制蛋白水平，发挥抗肿瘤活性；抑制肿瘤蛋白mRNA的翻译，下调细胞质内致癌蛋白的水平；促进糖皮质激素受体表达，增强其转录活性，抑制肿瘤的发生与发展

表4 主要的多靶点抑制剂

药物	主要作用靶点	主要作用机制
瑞戈非尼	RET，VEGFR1/2/3，KIT，PDGFR，RAF	抑制多个血管生成相关激酶和肿瘤生长相关激酶活性；抑制相关受体下游信号通路激活，阻断肿瘤细胞增殖、迁移
舒尼替尼	PDGFR，VEGFR1/2/3，RET，KIT，FLT3	
索拉非尼	RAF，KIT，FLT3，VEGFR2/3，PDGFRβ	
培唑帕尼	VEGFR1/2/3，PDGFR，FGFR1/3，KIT	
仑伐替尼	VEGFR1/2/3，FGFR1/2/3/4，PDGFRα，RET，KIT	
阿帕替尼	VEGFR2，KIT，SRC	

续表

药物	主要作用靶点	主要作用机制
阿昔替尼	VEGFR1/2/3，KIT，PDGFR	抑制多个血管生成相关激酶和肿瘤生长相关激酶活性；抑制相关受体下游信号通路激活，阻断肿瘤细胞增殖、迁移
安罗替尼	VEGFR1/2/3，KIT，PDGFRβ	
Vandetanib	VEGFR2/3，EGFR，RET	

二、单抗类药物

单抗作用机制包括与表面受体结合阻断正常受体的功能，直接杀伤肿瘤细胞，或抗体Fc段通过募集免疫效应细胞或补体发挥抗体或补体依赖的细胞毒作用。近20年来单抗经历了快速发展，从嵌合抗体逐步发展为全人抗体，成为控瘤治疗的重要手段。单抗具有高特异性、均一性及易于大量生产等优点。

（一）作用于细胞膜表面

非修饰抗体主要包括：①抗配体与受体结合类单抗：靶向CD20抗体（利妥昔单抗）、靶向EGFR抗体（西妥昔单抗、帕尼单抗）、靶向Claudin18.2单抗（Zolbetuximab）等；②配体非依赖抗受体二聚化单抗：靶向HER-2抗体（曲妥珠单抗、帕妥珠单抗）等。

主要作用机制：①通过与细胞表面受体结合，改变空间构象，阻断信号传导；②抗体依赖性细胞吞噬作用（ADCP）；③抗体依赖性细胞毒性作用（ADCC）；④补体依赖细胞毒性作用（CDC）；⑤抗体介导的抗原呈递：形成的免疫复合物，增强树突状细胞的交叉呈递效应，将肿瘤抗原呈递T细胞，从而引起肿瘤特异性适应性免疫反应。

表5　用于靶向治疗的单抗类药物

主要单抗	IgG类型	靶抗原	主要作用机制
利妥昔单抗	人鼠嵌合	CD20	ADCP，ADCC，CDC
西妥昔单抗	人鼠嵌合	EGFR	信号阻断，ADCP，CDC
帕尼单抗	全人源	EGFR	信号阻断，ADCP，CDC
达雷妥尤单抗	全人源	CD38	ADCP，ADCC，CDC，中和作用
曲妥珠单抗	人源化	HER-2	信号阻断，ADCC，下调受体表达
帕妥珠单抗	人源化	HER-2	信号阻断，ADCP，CDC
Zolbetuximab	人鼠嵌合	Claudin18.2	ADCC，CDC，肿瘤微环境调控
地舒单抗	全人源	RANKL	抑制破骨细胞的生成与功能

（二）作用于肿瘤细胞微环境

主要为血管生成抑制剂，包括VEGF配体、受体抑制剂及内源性泛靶点血管生成抑制剂。其作用机制包括肿瘤血管退化，抑制血管新生和再生血管生长，降低血管通透性。

表6 作为血管生成抑制剂的单抗

类型	药物	IgG类型	靶抗原
非修饰单抗	贝伐珠单抗	人源化	VEGF-A
非修饰单抗	雷莫西尤单抗	人源化	VEGFR2
融合蛋白	阿柏西普	人源化	VEGF-A,VEGF-B,PLGF
改良蛋白	重组人血管内皮抑制素	人源化	内源性泛靶点

三、双特异性抗体

双特异性抗体（Bispecific antibody，BsAb）：是能特异性结合两个抗原或抗原表位的人工抗体，同时阻断或激活其介导的生物学功能，或使表达两种抗原的细胞相互接近，从而增强两者间的相互作用，并以不同的作用机制介导多种特定的生物学效应。

按照结构分类，BsAb可分为IgG样分子和非IgG样分子两大类。IgG样BsAb有Fc部分，具Fc介导的效应功能，包括抗体依赖性细胞介导的细胞毒性作用、补体依赖性细胞毒性作用和抗体依赖细胞介导的细胞吞噬作用。非IgG样BsAb缺乏Fc部分，仅通过抗原结合力发挥治疗作用，具低免疫原性、易于生产、分子小的特点。由于其相对分子质量较小可渗透肿瘤组织，因此具有更强的治疗效果。

作用机制：①靶向多种肿瘤抗原或肿瘤细胞上不同抗原表位以增加肿瘤选择性；②桥联受体以阻断或激活协同信号通路；③桥联T细胞或其他免疫细胞（如NK细胞）特异性清除瘤细胞，即效应T细胞重定向作用。

表7　用于靶向治疗的双抗

<table>
<tr><th colspan="2"></th><th>双抗</th><th>靶抗原</th><th>作用机制</th></tr>
<tr><td rowspan="5">同家族</td><td rowspan="3">同类抗原</td><td>KN026</td><td>HER-2（ECD2和ECD4）</td><td rowspan="2">信号阻断，ADCC，CDC，ADCP，下调受体表达</td></tr>
<tr><td>ZW25</td><td>HER-2（ECD2和ECD4）</td></tr>
<tr><td>Zenocutuzumab</td><td>HER-2/HER-3</td><td>信号阻断，ADCC</td></tr>
<tr><td rowspan="2">不同类抗原</td><td>贝林妥欧单抗</td><td>CD3/CD19</td><td rowspan="2">效应T细胞重定向</td></tr>
<tr><td>Glofitamab</td><td>CD3/CD20</td></tr>
<tr><td colspan="2">不同家族</td><td>Amivantamab</td><td>EGFR/MET</td><td>信号阻断，ADCC，ADCP</td></tr>
</table>

四、抗体偶联药物

抗体偶联药物（ADC）：由靶向特异性抗原的单抗与小分子细胞毒性药物通过连接子链接而成，抗体部分通过与肿瘤细胞表面的靶向抗原结合，精准地将细胞毒化疗药物有限荷载递送至肿瘤部位，实现特异性杀伤效果。ADC药物由三个部分组成：选择性识别癌细胞表面抗原的抗体，细胞毒性药物有效载荷，以及连接抗体和有效载荷的连接子。它结合了高特异性靶向能力和强效杀伤作用优势，实现了对癌细胞精准高效杀灭，已成为控瘤药物研发的热点之一。

主要作用机制：①抗体偶联药物经血液运输到达并识别瘤细胞的表面抗原，其抗体部分与抗原结合后被内吞进瘤细胞内并进一步在溶酶体中被剪切，释放有杀伤作用的化合物类药物，作用于DNA或细胞微管蛋白等；②内吞化学类药物的细胞死亡裂解后，毒素分子会释放至附近其他瘤细胞进一步发挥杀伤作用，即旁观者效应。

表8　已上市的抗体偶联药物

代表性药物	IgG类型	靶抗原	连接子	载药	主要特点
Gemtuzumab	人源化	CD33	PH敏感性的腙键	钙霉素	采用化学偶联技术，因其不稳定导致载药在血浆中提前释放，引发严重毒性
奥加伊妥珠单抗	人源化	CD22	PH敏感性的腙键	二炔类抗生素	

续表

代表性药物	IgG类型	靶抗原	连接子	载药	主要特点
维布妥昔单抗	人鼠嵌合	CD30	可裂解缬氨酸-瓜氨酸	微管蛋白活性抑制剂MMAE	载药率不稳定、治疗窗狭窄、有效性较低
恩美曲妥珠单抗	人源化	HER-2	不可裂解硫醚	美登素类衍生物DM1	
Polatuzumab	人源化	CD79b	可裂解缬氨酸-瓜氨酸	MMAE	采用小分子-单抗定点偶联技术，稳定性和药代动力学改善；同时利用可切割连接子发挥旁观者效应，提升抗肿瘤作用，降低毒性
Enfortumab	人源化	Nectin-4	可裂解缬氨酸-瓜氨酸	MMAE	
Trastuzumab deruxtecan	人源化	HER-2	可裂解亲水性四肽	DNA拓扑异构酶I抑制剂	
维迪西妥单抗	人源化	HER-2	可裂解二肽	MMAE	
戈沙妥珠单抗	人源化	Trop-2	PH敏感可裂解CL2A	DNA拓扑异构酶I抑制剂	

五、抗体-细胞因子融合蛋白

细胞因子如IL-2、IFN-γ、TNF-α，CXCL3等由免疫细胞或非免疫细胞产生的小蛋白，在增强生物药物疗效同时，可引起严格负调节机制，具有剂量依赖性副作用、不利的药代动力学、药物耐受性差和高毒性等劣势。细胞因子与抗体或抗体片段融合可能会产生更具针对性肿瘤相关抗原，不仅能提高细胞因子功效、药代动力学和局部浓度，且可降低全身毒性。例如：NHS-IL-2-LT2（EMD 521873），可改善IL-2药代动力学、体内稳定性和体内功效，还提供与靶蛋白特异性结合能力，以促进靶蛋白有效定位。

六、免疫靶向药物

虽然在细胞分子水平上，针对已明确致癌位点应用相应靶向药物可对瘤细胞进行准确杀伤，但瘤细胞具一定适应能力，会主动逃避免疫系统的监视和攻击。通过抑制免疫细胞功能的关键靶点，可重新激活体内控瘤免疫系统应答。目前临床常用免疫靶向药物及疗法包括：PD-1/PD-L1单抗、CTLA-4单抗等，具体详见“免疫治疗”章节。

第三章

靶向药物靶点分类及其作用机制

一、EGFR

（一）EGFR结构

表皮生长因子受体（epidermal growth factor receptor，EGFR）是原癌基因c-erbB1的表达产物，是表皮生长因子受体HER家族成员之一，为重要跨膜受体，位于7号染色体短臂，包含了大约28个外显子，包括N端的细胞外配体结合域、一段跨膜亲脂区域和C端的包括酪氨酸激酶结构域的细胞内区域。EGFR能够与多种配体（比如EGF和TGF-α）结合，诱导其发生二聚化、激活细胞内酪氨酸激酶，调节下游通路。

（二）靶点通路的信号传导

持续活化的EGFR通路向瘤细胞内传递生长、增殖和抗凋亡信号，下游信号通路包括：①调节增殖分化和死亡的RAS/RAF/MEK通路；②调节细胞的增殖、分化、凋亡及迁移的PI3K/AKT信号通路；③调节细胞分化和凋亡的PLCγ/PKC通路；④实现信号由胞外到胞内转导的STAT信号通路。

EGFR基因突变是非小细胞肺癌（NSCLC）最常见的驱动突变，在亚洲患者中突变率高达60%。在NSCLC中，EGFR酪氨酸激酶区域突变主要发生在18—21外显子，其中19号外显子缺失（19del）和21号外显子L858R点突变属于常见敏感突变，占全部突变的90%；G719X，S768I及L861Q因突变率较低，属稀有敏感突变；20号外显子的20-ins及T790M属耐药突变。

（三）相关药物及临床适应证

EGFR的酪氨酸激酶抑制剂（tyrosine kinase inhibitors，TKI）通过抑制胞内酪氨酸激酶磷酸化阻碍下游信号传递。小分子抑制剂通过与ATP竞争性结合目标，阻断酪氨酸激酶与ATP结合，从而抑制下游通路传导和瘤细胞生物活性。EGFR基因突变是预测EGFR-TKIs疗效的重要靶标，针对此种突变已有多种靶向药物上市，且不同突变状态对应不同靶向药物。

EGFR-TKIs包括吉非替尼、厄洛替尼、埃克替尼、达可替尼、阿法替尼、奥希替尼、阿美替尼、伏美替尼，均适于EGFR基因敏感突变的局部晚期或转移性NSCLC的一线治疗。此外埃克替尼还可用于Ⅱ—ⅢA期EGFR敏感突变NSCLC术后辅助治疗。阿法替尼可用于含铂化疗期间或化疗后疾病进展的局部晚期或转移性鳞状细胞组织学类型的NSCLC。奥希替尼可用于术后ⅠB—ⅢA期EGFR敏感突变NSCLC的辅助治疗。三代TKI还可用于一、二代TKI治疗进展，并经检测存在T790M突变的晚期或转移性NSCLC治疗。

二、人表皮生长因子受体2（HER2）

（一）靶点通路的信号传导

HER（Human Epidermal Growth Factor Receptor）家族包括4个基因，编码4个同源HER受体（HER1、HER2、HER3和HER4）。受体包括配体结构域、亲脂性跨膜片段和胞内酪氨酸激酶结构域。通常配体与HER1、HER3或HER4受体结合后通过同源/异源二聚化诱导酪氨酸激酶结构域激活，导致下游信号通路的激活、影响肿瘤细胞增殖、分化、迁移和凋亡。HER2迄今未发现已知配体，但HER2是其他HER家族成员的首选二聚体伙伴，HER2-HER3异源二聚体是最活跃的信号复合物。受体过表达或突变也可诱导二聚化。

（二）相关药物及临床适应证

1.曲妥珠单抗（Trastuzumab）

与HER2结合后可抑制HER2-HER3异源二聚化、阻止HER2胞外结构域的蛋白水解切割并产生具有催化活性的HER2末端片段，与免疫效应细胞的Fc段结合，诱导对HER2阳性肿瘤细胞的抗体依赖性细胞毒作用

（ADCC）。其用于HER2阳性乳腺癌和HER2阳性转移性胃食管结合部/胃腺癌。

2.帕妥珠单抗（Pertuzumab）

与表位亚结构域2结合，这不同于曲妥珠单抗与表位亚结构域4结合。其与曲妥珠单抗联合多西紫杉醇用于治疗HER2阳性晚期乳腺癌。

3.拉帕替尼（Lapatinib）

口服可逆HER1/HER2双受体酪氨酸激酶抑制剂（TKI）。联合卡培他滨用于之前接受过蒽环类药物、紫杉类药物和曲妥珠单抗在内治疗的HER2阳性晚期乳腺癌；联合来曲唑用于激素受体（HR）阳性的转移性乳腺癌绝经后女性。

4.来那替尼/吡咯替尼（Neratinib/Pyrotinib）

均为口服不可逆泛HER受体小分子TKI，与HER1、HER2和HER4胞内激酶区的ATP结合位点结合。来那替尼用于早期HER2阳性乳腺癌的延长辅助治疗。吡咯替尼联合卡培他滨用于HER2阳性、既往接受过蒽环类药物和紫杉类药物治疗、未接受或接受过曲妥珠单抗治疗复发的或转移性乳腺癌。

5.恩美曲妥珠单抗（ado-trastuzumab emtansine，

TDM-1）

为曲妥珠单抗-DM1偶联物，与HER2结合后内吞进入细胞发挥抗肿瘤作用。目前单药治疗用于先前接受曲妥珠单抗和紫杉类治疗的HER2阳性转移性乳腺癌以及接受了紫杉烷类联合曲妥珠单抗为基础的新辅助治疗后仍残存侵袭性病灶的HER2阳性早期乳腺癌。

6.维迪西妥单抗（Disitamab vedotin，RC48）

为Hertuzumab（新型人源化IgG1抗HER2单抗）-单甲基奥瑞他汀E（MMAE，微管蛋白抑制剂）偶联物。用于至少接受过2种全身化疗的HER2 IHC 2+或3+晚期胃食管结合部/胃腺癌以及既往在转移阶段接受过至少1种抗HER2治疗方案或在接受新辅助或辅助疗法期间以及之后6个月内出现疾病复发的不可切除或转移性HER2阳性乳腺癌。

7.Trastuzumab deruxtecan（T-DXd，DS-8201a）

为曲妥珠单抗-deruxtecan偶联物。用于既往针对转移性疾病接受过2种或2种以上含抗HER2治疗方案的不可切除或转移性HER2阳性乳腺癌及接受过含曲妥珠单抗治疗的晚期HER2阳性胃食管结合部/胃腺癌。

三、VEGF-VEGFR

（一）VEGF-VEGFR通路及结构

血管内皮生长因子（vascular endothelial growth factors，VEGF）属促血管生成因子家族，其家族的蛋白成员包括：VEGF-A、VEGF-B、VEGF-C、VEGF-D、VEGF-E和PLGF（planta growth factor，胎盘生长因子）。其中VEGF-A在调节血管生成中起较为重要的作用。

血管内皮生长因子受体（VEGFR）由三个部分组成，包括细胞外VEGF结合区、受体跨膜区和细胞内信号传导结构域。VEGFR分为VEGFR1、VEGFR2和VEGFR3三型，不同受体分布于不同组织细胞。VEGFR1和VEGFR2主要在血管内皮细胞中表达，同时也在巨噬细胞和瘤细胞中过表达，促进血管生成；VEGFR3主要在淋巴内皮细胞中表达，促进淋巴管的生成。

（二）VEGF-VEGFR通路的信号传导

VEGFR与其配体结合后，诱导受体二聚化，导致胞内区受体酪氨酸激酶被激活，对多种底物蛋白/酶进行磷酸化修饰以传递生长信号，从而导致血管内皮细胞生长、增殖和成熟，新生血管生成。可被VEGFR激活的信号传导途径包括PLCγ-PKC途径、Ras-MAPK途径、

PI3K-PKB途径等。

（三）相关药物及临床适应证

临床上VEGF-VEGFR通路靶向药物包括：直接靶向VEGF和VEGFR蛋白的大分子单抗药物；小分子多靶点酪氨酸激酶抑制剂。

1.大分子单抗

贝伐珠单抗（Bevacizumab）是重组人源化IgG单抗，通过与VEGF特异性结合，阻断VEGF和其受体的结合，从而减少新生血管生成，诱导现有血管的退化，从而抑制肿瘤生长。适于转移性结直肠癌；晚期、转移性或复发性非鳞状细胞NSCLC；成人复发性胶质母细胞瘤；既往未接受过全身系统性治疗的不可切除肝癌；初次手术切除后Ⅲ期或Ⅳ期上皮性卵巢癌、输卵管癌或原发性腹膜癌以及持续性、复发性或转移性宫颈癌。

雷莫西尤单抗是靶向VEGFR-2的重组人源化IgG1单抗，以高亲和力结合到细胞外结构域的末端，诱导空间重叠和受体构象的改变，阻止配体与VEGFR-2结合，从而抑制下游信号传导。被FDA批准用于晚期胃食管结合部或胃腺癌的二线治疗以及既往接受过索拉非尼治疗且AFP≥400 ng/mL的晚期肝癌。

阿柏西普是一种可溶性血管生长因子受体融合蛋白，通过与VEGF-A、VEGF-B和PLGF结合，抑制其与VEGFR的结合，从而抑制VEGFR介导的下游信号传导激活，减少新生血管生成，发挥抗肿瘤作用。FDA批准阿柏西普联合5-氟尿嘧啶、亚叶酸钙和伊立替康方案（FOLFIRI）用于治疗对奥沙利铂为基础的化疗方案耐药或进展的晚期结直肠癌。

2.小分子多靶点酪氨酸激酶抑制剂

小分子多靶点酪氨酸激酶抑制剂可通过细胞膜阻断癌细胞生长和分裂的信号通路，也可通过靶向VEGFR、PDGFR、FGFR等受体，同时发挥抗肿瘤和抗血管生成的双重作用。目前多个小分子多靶点酪氨酸激酶抑制剂已上市并获批晚期肿瘤适应证。

表9　小分子多靶点酪氨酸激酶抑制剂

药物	作用靶点	适应证
阿帕替尼	作用于VEGFR-2、c-kit，Ret和c-Src	适于既往至少接受过2种系统化疗后进展或复发的晚期胃腺癌或胃-食管结合部腺癌；本品单药用于既往接受过至少一线系统性治疗后失败或不可耐受的晚期肝细胞癌

续表

药物	作用靶点	适应证
索拉非尼	作用于 VEGFR-1/2/3，PDGFR-β，c-kit，FLT-3，Ret	适于不能手术的晚期肾细胞癌；无法手术或远处转移的肝细胞癌；局部复发或转移的进展性的放射性碘难治性分化型甲状腺癌
仑伐替尼	对 VEGFR2/VEGFR3（Flt-4）的抑制作用较强，对 VEGFR1/Flt-1、FGFR1 和 PDGFRα/β 抑制作用较弱	适于既往未接受过全身系统治疗的不可切除的肝细胞癌；进展性、局部晚期或转移性放射性碘难治性分化型甲状腺癌；与依维莫司联合用于治疗至少接受过1种 VEGF 靶向药治疗进展的晚期肾细胞癌
舒尼替尼	作用于 VEGFR-1/2/3，PDGFR-α/β，FLT-3，CSF-1R，kit 和 Ret	适于不能手术的晚期肾细胞癌
帕唑帕尼	作用于 VEGFR1/2/3、PDGFRα/β、FGFR1/3、c-Kit，c-Fms	适于晚期肾细胞癌一线治疗和曾接受细胞因子治疗的晚期肾细胞癌；既往接受化疗的晚期软组织肉瘤；铂类耐药或难治的上皮性卵巢癌
卡博替尼	作用于 VEGFR-2、Met、FLT3、c-Kit、Ret	适于曾接受抗血管生成治疗的晚期肾癌；治疗进展的、不能切除的局部晚期或转移的髓性甲状腺癌；经索拉非尼治疗后进展的晚期肝细胞癌二线治疗；发生骨转移的晚期前列腺癌

续表

药物	作用靶点	适应证
瑞戈非尼	作用于VEGFR-1/2/3，PDGFR-β，Kit，RET，FGFR和Raf-1	适于既往接受过以氟尿嘧啶、奥沙利铂和伊立替康为基础的化疗，以及既往接受过或不适合抗VEGF治疗、抗EGFR治疗的转移性结直肠癌；既往接受过甲磺酸伊马替尼及苹果酸舒尼替尼治疗的局部晚期无法手术切除或转移性的胃肠道间质瘤；既往索拉非尼治疗后的肝细胞癌
呋喹替尼	作用于VEGFR-1/2/3	适于既往接受过氟尿嘧啶类、奥沙利铂和伊立替康为基础的化疗，及既往接受过或不适合接受抗VEGF或抗EGFR治疗的转移性结直肠癌
阿昔替尼	作用于VEGFR-1/2/3	适用于既往接受过一种酪氨酸激酶抑制剂或细胞因子治疗失败的进展期肾细胞癌（RCC）
索凡替尼	作用于VEGFR-1/2/3、FGFR1、CSF-1R	适用于无法手术切除的局部晚期或转移性、进展期非功能性、分化良好（G1、G2）的非胰腺来源的神经内分泌瘤

四、FGFR

（一）FGFR结构

成纤维细胞生长因子受体（fibroblast growth factor receptor，FGFR）是高度保守、广泛分布的跨膜酪氨酸激酶受体，包括FGFR1、FGFR2、FGFR3、FGFR4这4种受体亚型，各亚型均具有与配体结合的胞外区、跨膜区和受体磷酸化的胞内区结构特点，是负责细胞增殖和分化的酪氨酸激酶信号通路的一部分。成纤维细胞生长因子（FGF）与FGFR结合时，受体二聚化，从而引起受体激酶结构域的细胞内磷酸化、细胞内信号传导和基因转录的级联反应。

（二）靶点通路的信号传导

由FGFR激活的信号转导通路包括RAS-RAF-MAPK、PI3K-AKT、信号转导子和转录激活子（STAT）和PLCγ途径，参与调控多种生物学过程，如新血管生成、细胞增殖和迁移、调节器官发育、伤口愈合等生理过程。

FGF/FGFR通路异常调控由多种因素介导，包括：基因改变（扩增、突变和染色体易位）；自分泌和旁分泌信号；血管生成及上皮间质转化，进而促进细胞增殖、上皮间质转化和血管生成，促进肿瘤的侵袭和转移等，其中主要的3种调控途径为：①FGFR基因扩增导致的蛋白过表达；②激活性突变通常会导致配体亲和力提高或受体二聚化增加及活化（配体不存在情况下）或激酶结构域组成性激活；③由染色体易位导致的基因融合。

当FGFR发生突变或过表达时引起FGFR信号通路过度激活。其中，RAS-RAF-MAPK过度激活可刺激细胞增殖与分化；PI3K-AKT过度激活会使细胞凋亡受抑制；STAT与促进肿瘤侵袭和转移，增强肿瘤免疫逃逸能力密切相关；PLCγ信号通路是肿瘤细胞转移调控的重要途径。肿瘤患者FGFR基因变异总体频率为7.1%，FGFR基因变异常在乳腺癌、肺癌、肝癌、胃癌、子宫癌及膀胱癌等实体瘤中存在，且不同癌种的FGFR突变类型及频率差异较大。

（三）相关药物及临床适应证

1.大分子单抗

Bemarituzumab是靶向FGFR 2b的人源化同源异构体选择性单克隆抗体，通过与FGFR 2b结合，阻断其介导的生长因子的信号传导，而且可以通过ADCC杀伤癌细胞。被FDA授予突破性疗法认定，与化疗联合用于FGFR2b过表达、HER2阴性局部晚期或转移性胃和胃食管交界处腺癌患者的一线治疗。

2.FGFR小分子抑制剂

FGFR小分子抑制剂均靶向激酶结构域中的ATP结合位点，大致分为2类：非选择性FGFR抑制剂和选择性FGFR抑制剂。

佩米替尼：针对FGFR亚型1/2/3的强效选择性口服抑制剂，适用于既往接受过治疗的携带FGFR2融合或重排的晚期或转移性胆管癌患者；FDA批准适用于携带FGFR1基因重组的复发或难治性髓系或淋巴系肿瘤患者。

厄达替尼：作用靶点包括FGFR1-4、RET、CSF1R、PDGFRα/β、FLT4、KIT和VEGFR2。FDA批准本品适用于治疗携带有FGFR3或FGFR2突变的铂类化疗后疾病进展的局部晚期或转移性膀胱癌成人患者，包括新辅助或辅助铂化疗12个月内的患者。

英菲格拉替尼：为ATP竞争性FGFR1-3酪氨酸激酶抑制剂，FDA和NMPA批准本品适用于治疗曾经接受过治疗的FGFR2融合及重排突变的局部晚期或转移性胆管癌患者。

Futibatinib：为选择性FGFR1-4抑制剂，被FDA批准用于治疗FGFR2基因融合或其他重排的既往治疗过的局部晚期或转移性肝内胆管细胞癌患者。

五、EGFR、VEGFR、FGFR通路间的相互作用与临床意义

EGFR、VEGFR和FGFR同属RTKs家族，具有共同下游信号传导。以PI3K-AKT-mTOR和RAS-RAF-ERK通路为代表，二者与血管生成、细胞增殖、生长、转移和黏附相关，在肿瘤形成中发挥相互独立又互为补充的作用。

在EGFR敏感突变的晚期肺癌中，EGFR通路异常活化，VEGF在整个癌生长周期中也持续增加表达。与EGFR野生型NSCLC相比，EGFR突变型NSCLC更具“VEGF依赖性”，且与缺氧诱导因子1α（HIF-1α）的缺氧非依赖性上调有关。在EGFR突变NSCLC中，EGFR信号传导的激活可驱动HIF-1α上调、导致VEGF基因表达；VEGF升高进一步促进EGFR-TKI耐药性出现，形成正反馈。临床前研究提示EGFR-TKI获得性耐药与肿瘤VEGF水平升高相关。因此，对EGFR突变型晚期肺癌患者，VEGF抑制剂联合EGFR抑制剂是合理的治疗策略。日本开展的前瞻性随机对照Ⅱ期临床研究（JO25567研究）证实贝伐珠单抗联合厄洛替尼相较于厄

洛替尼单药可延长患者的PFS。针对中国人群的前瞻性随机对照Ⅲ期临床研究（ARTEMIS-CTONG1509研究）进一步证实贝伐珠单抗联合厄洛替尼方案相较于厄洛替尼单药可降低疾病进展风险和改善患者总生存趋势。

FGFR抑制剂目前主要集中用于胆管癌和尿路上皮癌。研究者利用一系列患者来源的肝内胆管癌（ICC）细胞系和患者来源的异种移植模型，发现通过EGFR通路信号反馈是$FGFR2^{+}$ICC对FGFR激酶抑制适应性耐药的主要媒介；联合EGFR抑制剂则可显著增强FGFR抑制效果，并可克服MEK/ERK和mTOR信号反弹激活，诱导瘤细胞的凋亡。提示FGFR和EGFR联合抑制可作为一项有潜力治疗策略，以提高患者初始应答率，并扩大获得性FGFR抑制剂耐药患者的临床受益。

六、RAS/RAF/MEK/ERK信号通路

（一）靶点通路的信号传导

RAS/RAF/MEK/ERK即有丝分裂原活化蛋白激酶（mitogen-activated proteinkinase，MAPK）通路，是有丝分裂中最主要的细胞周期调控和EGFR信号转导的经典通路。其中GTP与RAS的结合促进RAF向细胞膜募集并使其二聚化和磷酸化、活化的RAF磷酸化MEK，MEK

再使苏氨酸和酪氨酸磷酸化，继而高度选择性地激活ERK，活化的ERK进入细胞核引起一系列反应，最终促进合成代谢，导致细胞生长增殖和分泌因子。

RAS基因家族由KRAS、HRAS、NRAS组成。KRAS是最常见的突变亚型，约占突变的85%。在NSCLC中KRAS的突变率约为32%，最常见的突变位点是G12（85%）、G13（8%）和Q61（5%），其中G12以G12C突变（46%）最多。

RAF蛋白包含CRAF、BRAF和ARAF等亚型，BRAF是肿瘤驱动基因突变的主要靶点；BRAFV600突变约占所有BRAF突变的50%，其中最常见的类型为V600E突变。

（二）相关药物及临床适应证

1.KRAS G12C突变

Sotorasib（AMG510）可特异性且不可逆地将KRAS锁定在非活性GDP结合状态而令其失活。基于Code-Break100 Ⅱ期试验数据，2021年FDA批准其治疗KRAS G12C突变的NSCLC。

Adagrasib（MRTX849）也是KRAS G12C抑制剂，能不可逆和选择性地结合KRAS G12C蛋白，将其锁定在其非活性状态。基于KRYSTAL-1Ⅱ期试验数据，2021年FDA批准将其用于治疗携带KRASG12C突变的经治NSCLC。

2.BRAF突变

达拉非尼（Dabrafenib）是选择性BRAF酪氨酸激酶活性抑制剂，曲美替尼（Trametinib）是可逆、高选择性的MEK1和MEK2激酶活性的变构抑制剂。达拉非尼联合曲美替尼被批准治疗：BRAF V600E或V600K突变不可切除的或转移黑色素瘤患者；BRAF V600E突变转移性NSCLC。

维莫非尼为ATP竞争性及可逆性BRAF抑制剂，适用于治疗RAF V600突变阳性的不可切除或转移性黑色素瘤。

七、间变性淋巴瘤激酶

（一）靶点通路的信号传导

间变性淋巴瘤激酶（anaplastic lymphoma kinase，ALK）基因突变通常指ALK基因与棘皮动物微管相关蛋白样-4（EML4）基因融合。在ALK基因重排情况下，该融合基因编码产生嵌合蛋白；含有EML4的氨基端和ALK的羧基端融合后，该羧基端所包括ALK的整个胞内酪氨酸激酶结构域通过自身磷酸化活化下游RAS/MAPK、PI3K/AKT和JAK/STAT3等通路，引起细胞恶性转化和异常增殖。

（二）相关药物及临床适应证

ALK TKI类药物显著延长ALK融合基因阳性晚期NSCLC患者的生存。目前中国NMPA批准用于ALK阳性的晚期NSCLC治疗的药物包括一代的克唑替尼、二代的塞瑞替尼、阿来替尼、布格替尼、恩沙替尼以及三代的洛拉替尼。

表10　相关药物及临床适应证

	药物	作用靶点	适应证
一代	克唑替尼（crizotinib）	对ALK、c-MET及ROS1融合蛋白产生抑制作用	适用于ALK阳性晚期NSCLC以及ROS1阳性晚期NSCLC的一线治疗
二代	塞瑞替尼（ceritinib）	对表达EML4-ALK、NPM-ALK融合蛋白的细胞有抑制作用	适用于ALK阳性晚期NSCLC克唑替尼耐药后的二线治疗及ALK阳性晚期NSCLC的一线治疗
—	阿来替尼（alectinib）	具有高CNS通透性、高度选择性的ALK-TKIs	适用于ALK阳性晚期NSCLC克唑替尼耐药后的二线治疗及ALK阳性晚期NSCLC的一线治疗

续表

	药物	作用靶点	适应证
—	布格替尼(brigatinib)	ALK、EGFR 的可逆双重抑制剂	适用于 ALK 阳性晚期 NSCLC 的一线及后线治疗
—	恩沙替尼	抑制 ALK 融合蛋白	适用于 ALK 阳性晚期 NSCLC 的二线治疗及一线治疗
三代	洛拉替尼(lorlatinib)	新型、可逆且具有高 CNS 通透性的强效小分子 ALK 和 ROS1 抑制剂	治疗接受克唑替尼和至少一种其他 ALK 抑制剂治疗之后疾病发生恶化的 ALK 阳性转移性NSCLC患者

八、间质表皮转化因子（MET）基因变异

（一）靶点通路的信号传导

间质表皮转化因子（Mesenchymal epithelial transition，MET）基因编码c-MET蛋白，为受体酪氨酸激酶家族成员。c-MET与其配体肝细胞生长因子（HGF）结合后激活下游分子STAT3、GRB2和SHC等，活化下游PI3K/AKT/mTOR通路及MAPK通路，促进细胞增殖、迁移和存活。c-MET信号通路异常激活主要包括MET外显子14跳跃突变、MET扩增、HGF/MET蛋白过表达与MET融合等，其中MET扩增是EGFR-TKI最主要的旁路激活耐药机制。

（二）相关药物及临床适应证

赛沃替尼：可选择性抑制MET激酶磷酸化，在我国被批准用于含铂化疗失败和具MET外显子14跳跃突变的局部晚期或转移性NSCLC。

特泊替尼：针对c-MET激酶的单靶点口服抑制剂，日本和美国均已获批治疗携带MET外显子14跳跃突变的转移性NSCLC，2022年NCCN指南推荐其用于治疗MET扩增的晚期NSCLC患者。

卡马替尼：可抑制由肝细胞生长因子结合或由MET扩增触发的MET磷酸化，以及MET介导的下游信号蛋白的磷酸化以及MET依赖性癌细胞的增殖和存活。FDA批准其用于治疗携带MET外显子14跳跃突变的成人转移性NSCLC患者，2022年NCCN NSCLC指南推荐其可用于治疗MET扩增的晚期NSCLC。

克唑替尼：于2013年在中国获批用于治疗ALK阳性晚期NSCLC，并于2016年获批用于治疗ROS1阳性晚期NSCLC。研究表明其对c-MET也有一定的抑制作用，但治疗MET基因通路异常的适应证却并未获批。基于PROFILE 1001研究结果，NCCN指南推荐克唑替尼用于治疗MET扩增的晚期NSCLC，在必要时可用于MET外显子14跳突的晚期NSCLC。

九、C-ros肉瘤致癌因子-受体酪氨酸激酶（ROS1）融合基因

（一）靶点通路的信号传导

ROS1（Ros proto-oncogene 1，receptor tyrosine kinase）属受体酪氨酸激酶中胰岛素受体家族，其基因编码功能和配体未知的酪氨酸激酶受体与多种恶性肿瘤的发生发展相关。ROS1基因融合首先在人胶质母细胞瘤细胞系中被鉴定，随后在很多肿瘤中被检出，包括炎性肌纤维母细胞瘤、胃癌、结直肠癌及NSCLC等。已鉴定出至少55个ROS1融合伴侣，且在不同癌种中差异较大。位于6号染色体上的ROS1基因可发生染色体内或染色体间重排，导致酪氨酸激酶结构域融合，ROS1融合激酶可组成性激活、触发驱动细胞增殖信号通路，导致癌症发生。

（二）相关药物及临床适应证

恩曲替尼：针对ROS1、NTRK和ALK致癌重排3个靶点的小分子酪氨酸激酶抑制剂，体外研究显示其对ROS1的抑制活性为克唑替尼的40倍，且是弱P-gp底物，能够跨过血脑屏障并保留在CNS内。用于治疗

ROS1阳性的NSCLC。

克唑替尼：对ALK、c-MET及ROS1融合蛋白产生抑制作用，被推荐用于ROS1阳性NSCLC的一线治疗。

洛拉替尼：可逆、强效小分子ALK和ROS1抑制剂，被NCCN指南推荐用于克唑替尼治疗进展后的NSCLC患者。

十、转染重排（RET）变异基因

（一）靶点通路的信号传导

RET（Rearranged during transfection）原癌基因是钙黏蛋白超家族的成员，编码一种单通道的跨膜酪氨酸激酶，在肾脏、中枢和外周神经系统、甲状腺等的正常发育和成熟过程中发挥作用。发生变异后会导致RET通路不再依赖配体与受体结合形成二聚化这一先行过程而直接进行胞内段的自磷酸化、过度激活下游的肿瘤相关信号通路（如PI3K-AKT，RAS-MAPK，JAK-STAT），从而使细胞生长、增殖不可控制。

RET基因变异主要为融合和突变2种方式。融合最常见于NSCLC（1%~2%）和甲状腺癌，此外，在结直肠癌、乳腺癌、胰腺癌等癌症中也观察到RET融合变异。40%~50%散发性和90%家族遗传性甲状腺髓样癌患者会发生RET基因突变。

（二）相关药物及临床适应证

塞普替尼（Selpercatinib）：强效、特异性RET抑制剂，抑制野生型RET和多种突变的RET亚型以及VEGFR1和VEGFR3，被批准用于RET融合阳性的局部晚期或转移性NSCLC和RET变异晚期甲状腺癌的治疗，以及未接受过卡博替尼/凡德他尼治疗的RET突变晚期甲状腺髓样癌。基于LIBRETTO-001研究结果，美国FDA在2022年9月批准其治疗晚期RET融合阳性实体瘤。

普拉替尼（Pralsetinib，BLU-667）：针对野生型RET和致癌RET融合（CCDC6-RET）以及突变（RET V804L、RET V804M和RET M918T）的激酶抑制剂，中国NPMA批准其用于治疗既往接受过含铂化疗的RET融合阳性局部晚期或转移性NSCLC和RET变异晚期或转移性甲状腺癌。

十一、PI3K/Akt/mTOR信号通路

（一）靶点通路的信号传导

磷脂酰肌醇3-激酶（PI3K）/Akt/哺乳动物雷帕霉素靶蛋白（mTOR）信号通路是表皮生长因子受体（EGFR）下游细胞内最重要信号通路之一，调控细胞增殖、

黏附、迁移、侵袭、代谢和存活等细胞生物学功能。

PI3K是一个脂质激酶家族，分为：IA亚类（PI3Kα、β和δ），由活性酪氨酸激酶受体激活；IB亚类（PI3Kγ），由与G蛋白偶联受体激活。生长因子受体酪氨酸激酶激活使底物4，5-二磷酸磷脂酰肌醇（PIP2）产生第二信使，即3，4，5-三磷酸磷脂酰肌醇（PIP3）。PIP3与信号蛋白pleckstrin同源结构域结合，改变Akt构型并由蛋白丝氨酸/苏氨酸激酶-3′-磷酸肌醇依赖性激酶1（PDK1）激活Akt。mTOR是Akt的下游成员，mTOR活性负调节因子包括抑制PI3K-Akt通路信号传导的磷酸酶和张力蛋白同源物（PTEN）以及结节性硬化症TSC1（错构瘤蛋白）和TSC2（马铃薯球蛋白）。mTOR活性由两种不同的复合物实现：mTORC1和mTORC2。mTORC1复合物对雷帕霉素极为敏感，而mTORC2复合物则对其不太敏感。

（二）相关药物及临床适应证

1. PI3K抑制剂

（1）阿培利司（Alpelisib）：特异性抑制PI3Kα。与氟维司群联合用于HR阳性、HER2阴性、PIK3CA突变的晚期患者或转移性乳腺癌绝经后的女性。

（2）艾德拉尼（Idelalisib）：特异性抑制PI3Kδ。联合利妥昔单抗用于治疗因其他合并症而认为利妥昔单抗单药治疗合适的复发性慢性淋巴细胞白血病（CLL）；至少接受过两种全身治疗的复发性滤泡性B细胞非霍奇金淋巴瘤（NHL）；至少接受过两种全身治疗的复发性小淋巴细胞淋巴瘤（SLL）。

（3）库潘尼西（Copanlisib）：PI3K的抑制剂，主要抑制PI3K-α和PI3K-δ同种型。用于治疗既往至少接受过两种全身治疗的FL。

（4）杜韦利西布（Duvelisib）：PI3K的抑制剂，主要抑制PI3K-δ和PI3K-γ同种型。用于治疗既往至少接受过两种全身治疗的复发或难治性CLL或SLL。

2. mTOR抑制剂

（1）西罗莫司（Sirolimus）：mTOR1抑制剂。淋巴管平滑肌瘤病的平滑肌样细胞中具有结节性硬化症（TSC）基因失活突变可激活mTOR信号通路，导致细胞增殖和淋巴管生成生长因子的释放。其用于淋巴管平滑肌瘤病患者。

（2）依维莫司（Everolimus）：西罗莫司衍生物，mTOR1抑制剂。用于治疗舒尼替尼或索拉非尼治疗失败的晚期肾细胞癌；与TSC相关的室管膜下巨细胞星形细胞瘤（SEGA），需要治疗干预但不适合进行根治性手术切除的患者；联合依西美坦用于治疗来曲唑或阿那曲唑治疗失败后的激素受体阳性、表皮生长因子受体-2阴性、绝经后晚期女性乳腺癌患者。

（3）坦罗莫司（Temsirolimus）：mTOR抑制剂，与细胞内蛋白（FKBP-12）结合形成药物-蛋白复合物，抑制mTOR活性，控制细胞增殖。用于晚期肾细胞癌患者。

十二、分化抗原簇（cluster of differentiation，CD）

1982年起，人们开始应用以单克隆抗体鉴定为主的方法将来自不同实验室的单克隆抗体所识别的同一分化抗原归为同一分化抗原簇。在许多情况下，抗体及其识别的相应抗原都用一个CD编号，它们广泛参与细胞的分化、发育、成熟、迁移和激活。

通路相关药物及适应证

1.CD20抗原

CD20是一种在前B和成熟B淋巴细胞表面表达的抗原，参与细胞周期调节、细胞凋亡和钙信号传导。

（1）利妥昔单抗（Rituximab）：抗CD20抗原的人鼠嵌合型单抗。用于治疗NHL、CLL、类风湿性关节炎和肉芽肿性多血管炎和显微镜下多血管炎。

（2）替伊莫单抗（Ibritumomab）：由放射性同位素钇90和CD20单抗组成。用于治疗复发或难治性、低级别或滤泡B细胞非霍奇金淋巴瘤；一线化疗获得部分或完全缓解但未完成治疗的初治滤泡淋巴瘤。

（3）托西莫单抗（Tositumomab）：由放射性碘131和CD20单抗组成。用于治疗复发或难治的CD20阳性NHL。

（4）奥法木单抗（Ofatumumab）：抗CD20的细胞溶解全人源化单抗。用于治疗成人复发型多发性硬化，包括临床孤立综合征、复发缓解型多发性硬化和活动性继发进展型多发性硬化。

（5）奥妥珠单抗（Obinutuzumab）：抗CD20的细胞溶解单人源化单抗（95%人源化结构）。与苯丁酸氮芥联合用于初治慢性淋巴细胞白血病；与苯达莫司汀联合随后单药维持，用于治疗利妥昔单抗或含利妥昔单抗方案治疗无缓解或治疗期间/治疗后疾病进展的滤泡性淋巴瘤（FL）；联合化疗用于初治Ⅱ期巨块型、Ⅲ期或Ⅳ期

FL，然后在达到至少部分缓解的患者中进行单药维持。

2.CD38抗原

CD38是Ⅱ型跨膜糖蛋白，参与细胞黏附与跨膜信号传导。在正常的淋巴细胞、髓系细胞及非造血组织细胞中表达水平较低，但在多发性骨髓瘤细胞中高度表达。

（1）达雷妥尤（Daratumumab）：抗CD38单克隆抗体。用于以下多发性骨髓瘤：与来那度胺和地塞米松联合用于不适合自体干细胞移植的新诊断患者和至少接受过一种既往治疗的复发或难治性多发性骨髓瘤患者；与硼替佐米、美法仑和泼尼松联合用于不适合自体干细胞移植的新诊断患者；与硼替佐米、沙利度胺和地塞米松联合用于符合自体干细胞移植的新诊断患者；与硼替佐米和地塞米松联合用于接受过至少一种既往治疗的患者；与卡非佐米和地塞米松联合用于接受过1～3种既往治疗的复发或难治性多发性骨髓瘤患者；联合泊马度胺和地塞米松用于接受过至少两种既往治疗（包括来那度胺和蛋白酶体抑制剂）患者；作为单药治疗，用于至少接受过三种治疗患者，包括蛋白酶体抑制剂和免疫调节剂，或者对蛋白酶体抑制剂和免疫调节剂双重耐药患者。

（2）伊莎妥昔单抗（Isatuximab）：抗CD38单克隆抗体。与泊马度胺和地塞米松联合用于治疗至少接受过两种既往治疗（包括来那度胺和蛋白酶体抑制剂）的多发性骨髓瘤。

3.CD52抗原

CD52是细胞表面糖蛋白，表达于T和B淋巴细胞以及自然杀伤细胞、单核细胞和巨噬细胞。在恶性淋巴细胞中高表达，在造血干细胞中不表达。

阿仑单抗（Alemtuzumab）：抗CD52单克隆抗体。用于难治/复发CLL或治疗复发型MS患者。

4.CD22抗原靶点药物

CD22是B细胞受体中抑制性辅助受体，特异性地表达于成熟B细胞和90%B淋巴瘤细胞表面。

奥加伊妥珠单抗（Inotuzumab-ozogamicin）由抗CD22单克隆抗体和细胞毒卡奇霉素通过4-（4-乙酰苯氧基）丁酸（乙酰丁酸）接头偶联而成。用于治疗复发性或难治性前体B细胞急性淋巴细胞白血病（ALL）。

5. CD30抗原靶点药物

CD30属于肿瘤坏死因子受体超家族的跨膜糖蛋白

受体，通过NF-κB、MAPK等途径参与细胞内的信号转导，具有多种抗凋亡和促进细胞存活效应。

维布妥昔单抗（Brentuximab vedotin）是抗CD30单克隆抗体和微管破坏剂MMAE通过一种蛋白酶敏感性接头偶联而成。用于复发或进展高风险经典型霍奇金淋巴瘤（cHL）患者接受自体造血干细胞移植后的巩固治疗；联合化疗治疗初始Ⅲ期或Ⅳ期cHL；联合化疗治疗初治系统性间变性大细胞淋巴瘤或其他表达CD30的外周T细胞淋巴瘤（PTCL）。

6. CD33抗原靶点药物

CD33在与配体结合后激活，介导抑制信号，调节细胞内钙动员、细胞黏附、白血病细胞凋亡、髓系细胞成熟和细胞因子的产生。在非造血组织中的表达有限，但在急性髓系白血病（AML）细胞中高表达。

吉妥单抗（Gemtuzumab ozogamicin）由人源化抗CD33单克隆抗体与卡奇霉素通过一种含腙键和二硫键化合物的接头偶联而成。用于治疗新诊断的CD33阳性AML；成人和2岁及以上儿童的复发或难治性CD33阳性AML。

7. CD79b抗原靶点药物

CD79由两条不同的肽链组成，分别称为CD79a和CD79b，可与B细胞受体结合为复合体，并传递级联信号。

维博妥珠单抗（Polatuzumab vedotin）：抗CD79b单克隆抗体和MMAE偶联而成。与苯达莫司汀和利妥昔单抗联合用于既往治疗后复发或难治性弥漫性大B细胞淋巴瘤患者。

8. CD19和CD3靶点双抗

贝林妥欧单抗（Blinatumomab）：选择性连接CD19和CD3后利用患者自身的细胞毒性T淋巴细胞攻击CD19阳性B淋巴细胞。用于第一次或第二次完全缓解但微小残留病灶大于或等于0.1%的CD19阳性前体B细胞ALL；复发/难治性CD19阳性前体B细胞ALL。

9. CD20和CD3靶点双抗

Mosunetuzumab：靶向B细胞表面的CD20和T细胞表面的CD3的双特异性抗体。可激活并重定向患者现存T细胞，通过将细胞毒性蛋白释放到B细胞中来参与和消除目标B细胞。用于治疗既往接受过至少两种全身治疗的FL。

十三、其他少见靶点

（一）神经营养因子受体酪氨酸激酶（NTRK）

1.靶点通路

NTRK家族包含NTRK1、NTRK2和NTRK3，分别负责编码原肌球蛋白受体激酶（TRK）家族蛋白TRKA、TRKB和TRKC。NTRK基因融合是NTRK1、NTRK2和NTRK3与另一个无关的基因融合，融合蛋白将处于持续活跃状态，引发永久性的信号级联反应，驱动TRK融合肿瘤的扩散和生长。

2.通路相关药物及适应证

TRK抑制剂主要分为两大类：广谱抑制剂和特异性抑制剂。

（1）恩曲替尼（Entrectinib）：是针对NTRK、ROS1或ALK基因融合的广谱激酶抑制剂。用于治疗ROS1阳性转移性NSCLC；具有NTRK基因融合，但没有已知获得性耐药突变，或转移或手术切除可能导致严重并发症，或治疗后疾病进展不好或没有令人满意替代疗法的12岁及以上实体瘤患者。

（2）拉罗替尼（Larotrectinib）：是针对NTRK基因融合的高选择性抑制剂。用于克唑替尼和至少另一种

ALK 抑制剂治疗进展或阿来替尼/色瑞替尼作为一线ALK抑制剂治疗进展的ALK阳性转移性NSCLC。

（二）乳腺癌易感基因（BRCA）

包括*BRCA1*和*BRCA2*，其编码产物参与DNA损伤同源重组（HR）修复。*BRCA1/2*基因突变分为胚系突变和体细胞突变。

1.靶点通路

聚ADP核糖聚合酶（PARP）是一组ADP核糖基转移酶，通过PARP保守N端DNA损伤检测和结合域可以快速识别DNA损伤，并切割NAD+并将产生的PAR移到自身或其他靶蛋白上，这个过程会自动激活PARP和其他DNA修复酶以响应DNA损伤。

DNA双链断裂通过HR和非同源末端连接两种主要途径进行修复。HR修复需要首先启动DNA末端切除，然后通过BRCA2和RAD51形成RAD51核蛋白丝，开始检索同源序列，完成无错修复。NHEJ通路则是对断裂DNA末端直接连接，简单但容易出错。PARP基因被抑制后，患者体内BRCA基因突变使得同源重组修复无法正常进行，最终会使得细胞凋亡。上述两种修复机制缺陷同时存在导致的细胞死亡，被称为合成致死通路。

2. 相关药物及适应证

（1）PARP1和PARP2选择性强效抑制剂：

奥拉帕利（Olaparib）：用于携带有害或疑似有害的胚系或体细胞BRCA（gBRCAm或sBRCAm）突变的晚期上皮性卵巢癌、输卵管癌或原发性腹膜癌成年患者在一线含铂化疗达到完全或部分缓解后的维持治疗；联合贝伐珠单抗用于同源重组修复缺陷（有害或疑似有害的BRCA突变和/或基因组不稳定）的晚期上皮性卵巢癌、输卵管癌或原发性腹膜癌成年患者在一线含铂联合贝伐珠单抗治疗达到完全或部分缓解后的维持治疗；用于复发性上皮性卵巢癌、输卵管癌或原发性腹膜癌成年患者在含铂化疗完全或部分缓解后的维持治疗；用于携带有害或疑似有害gBRCAm、HER2阴性高危早期乳腺癌且接受过新辅助或辅助化疗成年患者的辅助治疗；用于在新辅助、辅助化疗或转移性乳腺癌化疗后携带有害或疑似有害gBRCAm、HER2阴性转移性乳腺癌成年患者的治疗；用于至少16周一线含铂化疗疾病未进展的转移性胰腺癌且携带有害或疑似有害gBRCAm成年患者的维持治疗；用于既往使用过恩杂鲁胺或阿比特龙治疗后进展且有害或疑似有害胚系或体细胞同源重组修复基因突变的转移性去势抵抗性前列腺癌成年患者。用于铂类化疗完全或部分缓解的复发性上皮性卵巢癌、输卵管癌或原发性腹膜癌的维持治疗；用于既往接受过三线或后线化疗且携带有害或疑似有害 gBRCAm 晚期卵巢癌的患者；用于既往治疗失败且携带有害或疑似有害 gBRCAm 晚期乳腺癌的患者；携带遗传性 BRCA 基因突变的胰腺癌患者的一线含铂化疗的维持治疗。

他拉唑帕利（Talazoparib）：用于治疗有害或疑似有害 gBRCAm 和 HER2 阴性局部晚期或转移性乳腺癌的患者。

尼拉帕利（Niraparib）：用于铂类化疗完全或部分缓解的复发性上皮性卵巢癌、输卵管癌或原发性腹膜癌的维持治疗。

帕米帕利（Pamiparib）：用于既往接受过两线或多线化疗的 gBRCAm 相关复发性晚期卵巢癌、输卵管癌或原发性腹膜癌的患者。

（2）PARP-1、PARP-2 和 PARP-3 选择性强效抑制剂

卢卡帕利（Rucaparib）：用于铂类化疗完全或部分缓解的复发性上皮性卵巢癌、输卵管癌或原发性腹膜癌

的维持治疗；用于有害gBRCAm和/或sBRCAm相关的上皮性卵巢癌、输卵管癌或原发性腹膜癌且既往接受过两线或多线化疗的患者；用于有害gBRCAm和/或sBRCAm相关的转移性去势抵抗前列腺癌（mCRPC）且接受过针对雄激素受体治疗和紫杉类化疗的患者。

（3）PARP1选择性强效抑制剂

氟唑帕利（Fluzoparib）：用于既往接受过二线及以上化疗，伴有gBRCAm的铂敏感复发性卵巢癌、输卵管癌或原发性腹膜癌的患者。

（三）BCR-ABL1融合基因

1.靶点通路

BCR-ABL1融合基因由BCR基因和c-ABL基因融合而成，其编码的BCR-ABL1蛋白可引起细胞增殖、黏附和存活特性的改变，是慢性粒细胞白血病（CML）的主要病因。BCR-ABL1激酶的核心是c-ABL，其具有N端帽区、C端细胞骨架蛋白和DNA结合区以及两者之间的调节性的SH3-SH2-TK结构域。N端帽区含有一个C14肉豆蔻酰基。在正常生理条件下，肉豆蔻酰基与C端的“肉豆蔻酸结合”口袋结合，相当于“分子套索”，可将SH2和SH3结构域夹在激酶结构域上，抑制了c-ABL激酶活性。然而，在BCR-ABL1融合蛋白中，c-ABL的N端帽区的肉豆蔻酰基被BCR结构域取代，导致肉豆蔻酰介导的自动调节功能丧失。在酪氨酸蛋白激酶的ATP结合袋背面有一个Thr315残基，可影响酪氨酸蛋白激酶对ATP的选择性。BCR-ABL TKI可有效地锁定酪氨酸激酶构象，抑制c-ABL蛋白磷酸化，阻止c-ABL信号传递。

BCR-ABL1抑制剂经典耐药机制分为依赖BCR-ABL1和不依赖BCR-ABL1两类。依赖BCR-ABL1耐药机制主要是在BCR-ABL1激酶结构域中出现点突变，其次是基因扩增或过度表达。CML获得性突变的15%~20%是BCR-ABL1 T315I（残基Thr315变为异亮氨酸）。这阻止了激酶与TKI结合，但仍允许与ATP结合，从而保持激酶活性。第二代BCR-ABL1抑制剂，包括达沙替尼、尼罗替尼和波舒替尼，解决了BCR-ABL1多数点突变耐药问题，但未解决BCR-ABL1 T315I突变问题。第三代BCR-ABL1抑制剂如波纳替尼有效解决了BCR-ABL1 T315I突变问题，但严重的毒性限制了其临床应用。第四代BCR-ABL1抑制剂阿西米尼通过与ABL1的肉豆蔻酰口袋结合，能够下调c-ABL激酶结构域的所有自然突变和已知临床突变，包括最常见的BCR-ABL1

T315I突变问题。

2.通路相关药物及适应证

（1）伊马替尼（Imatinib）：抑制血小板衍生生长因子、干细胞因子和c-Kit。用于治疗新诊断的慢性期费城染色体阳性（Ph+）CML；干扰素-α治疗失败后处于急变期、加速期、慢性期的Ph+ CML成年患者；初诊或干细胞移植后复发或对干扰素-α治疗耐药的慢性期Ph+ CML儿童患者；复发性或难治性费城染色体阳性急性淋巴细胞白血病（Ph+ ALL）的成年患者；与PDGFR基因重排相关的骨髓增生异常/骨髓增生性疾病（MDS/MPD）的成年患者；没有c-Kit（CD117）D816V突变或c-Kit突变状态未知的侵袭性系统性肥大细胞增多症（ASM）成年患者；具有FIP1L1-PDGFRα融合激酶的嗜酸性粒细胞增多综合征（HES）和/或慢性嗜酸性粒细胞白血病（CEL）成年患者以及FIP1L1-DGFRα融合激酶阴性或未知的HES和/或CEL患者；不可切除、复发和/或转移性隆起性皮肤纤维肉瘤（DFSP）患者；Kit阳性、不可切除和/或转移性恶性胃肠道间质瘤患者。

（2）达沙替尼（Dasatinib）：抑制Src家族（SRC、LCK、YES、FYN）、c-Kit、EPHA2和PDGFRβ。用于新

诊断为慢性期Ph+ CML患者；对包括伊马替尼在内的既往治疗耐药或不耐受的慢性期、加速期或髓系或淋巴系急变期Ph+ CML患者；对先前治疗耐药或不耐受的Ph+ ALL患者。

（3）尼罗替尼（Nilotinib）：抑制c-Kit和PDGF。用于初次诊断的慢性期Ph+ CML的患者；对既往治疗包括伊马替尼治疗耐药或不耐受的慢性期和加速期Ph+ CML患者。

（4）波舒替尼（Bosutinib）：抑制Src、Lyn和Hck。用于对既往治疗耐药或不耐受的慢性期、加速期或急变期Ph+ CML患者。

（5）氟马替尼（Flumatinib）：抑制PDGFR和c-Kit。用于慢性期Ph+ CML患者。

（6）阿西米尼（Asciminib）：通过与ABL1的肉豆蔻酰口袋结合，抑制BCR-ABL1的活性，对包括BCR-ABL1 T315I突变在内的多种突变有活性。用于既往接受过两种或多种TKI治疗的慢性期Ph+ CML的患者；具有T315I突变慢性期Ph+ CML的患者。

（四）表观遗传调控剂

表观遗传是在DNA顺序没有发生改变的情况下，染色体变化所导致的稳定遗传表型。表观遗传修饰是依赖于染色质结构的重建，导致开放或封闭构型，从而使调控分化、增殖和凋亡等细胞过程的基因沉默或过表达。DNA甲基化、组蛋白修饰等均为其主要遗传现象。

1.DNA甲基化

（1）靶点通路

DNA甲基化是在DNA甲基转移酶（DNMT）作用下，使得CpG二核苷酸中胞嘧啶环的5位碳上结合一个甲基，变成了5-甲基胞嘧啶的过程。人体中90%以上的CpG位点都会被甲基化，CpG二核苷酸低甲基化可导致基因组不稳定；另一方面，CpG岛超甲基化，特别是在肿瘤抑制基因的启动子区域，可导致转录异常沉默，导致许多癌症存在DNMT失调。

（2）相关药物及适应证

阿扎胞苷主要转化为阿扎胞苷三磷酸，掺入RNA，还有10%~20%阿扎胞苷通过核糖核苷酸还原酶转化为5-氮杂-2-脱氧胞苷三磷酸，掺入DNA。其用于以下FAB（French-American-British）MDS亚型患者：伴有中性粒细胞减少或血小板减少或需要输血的难治性贫血或环状铁粒幼细胞难治性贫血、难治性贫血伴原始细胞过多、转化中原始细胞过多的难治性贫血和慢性粒单核细胞白血病；新诊断为幼年型粒单核细胞白血病的1个月及以上的儿童患者。

地西他滨三磷酸是一种脱氧核糖核苷酸，仅掺入DNA中，会导致DNA和DNMT-1之间形成加合物。在高剂量下，DNA无法恢复，会导致细胞死亡。用于经治、未经治、原发性和继发性骨髓增生异常综合症。

2.组蛋白乙酰化

（1）靶点通路

真核基因组DNA在细胞核中以染色质的结构方式存在。染色质是以DNA包裹在组蛋白八聚体周围形成的核小体为基本单位的高度有序结构。组蛋白八聚体由4个核心组蛋白二聚体（两个H2A-H2B二聚体和两个H3-H4二聚体）构成。乙酰化是一种常见的组蛋白修饰形式，组蛋白尾部赖氨酸残基乙酰化可以中和赖氨酸所带的正电荷，降低其与带负电荷的DNA链的亲和力，导致局部DNA与组蛋白八聚体解开缠绕。组蛋白去乙酰化是一个相反的过程，通过去乙酰化酶（HDAC）去除组蛋白尾部赖氨酸残基上的乙酰基，恢复赖氨酸残基的正电荷，其与DNA分子的电性相反，增加了DNA与组蛋白之间的亲和力，使松弛的核小体结构变得紧密或处于封闭状态，限制了DNA的可及性，影响DNA转录并导致肿瘤抑制基因沉默。在癌细胞中，HDAC的过表达可导致去乙酰化作用的增强。

（2）HDAC抑制剂及适应证

伏立诺他（Vorinostat）：用于二线全身治疗中或治疗后出现进行性、持续性或复发性皮肤T细胞淋巴瘤（CTCL）患者的皮肤表现。

罗米地辛（Romidepsin）：用于至少接受过一种全身治疗的CTCL患者。

贝利司他（Belinostat）：用于复发或难治性PTCL患者。

西达本胺（Chidamide）：用于至少接受过一种全身化疗的复发或难治性PTCL患者；联合芳香化酶抑制剂用于激素受体阳性、人表皮生长因子受体-2阴性、绝经后、经 内分泌治疗复发或进展的局部晚期或转移性乳腺癌患者。

帕比司他（Panobinostat）：用于至少接受过2种治疗方案（包括硼替佐米和免疫调节剂）的多发性骨髓瘤患者。

3.组蛋白的甲基化

（1）靶点通路

甲基化是组蛋白另外一种常见的修饰方式。组蛋白尾部的赖氨酸和精氨酸残基可以被甲基化。果蝇zeste同源物增强子2（EZH2）是多梳抑制复合物2（PRC2）的甲基转移酶亚基，通过经典的SN2机制可将甲基从S-腺苷-L-甲硫氨酸（SAM）转移到赖氨酸残基，催化组蛋白H3上赖氨酸27（H3K27）的多重甲基化（单甲基化、二甲基化和三甲基化）。三甲基化（H3K27me3）可导致抑癌基因表达沉默。EZH2在许多其他癌症中过表达，并与肿瘤增殖、侵袭转移和较差的预后有着密切的关系。

（2）甲基转移酶抑制剂及适应证

Tazemetostat：含有2-吡啶酮核结构，吡啶酮可以部分占据EZH2的SAM结合位点，竞争性抑制EZH2甲基转移酶活性。其用于16岁及以上患者，不适合完全切除的转移性或局部晚期上皮样肉瘤患者；EZH2阳性且既往至少接受过2种全身治疗的复发性或难治性FL患者；无令人满意替代治疗的复发性或难治性FL患者。

4.异柠檬酸脱氢酶（IDH）

（1）靶点通路

IDH家族作为三羧酸循环的限速酶，在催化异柠檬酸氧化脱羧生成α-酮戊二酸（α-KG）方面发挥着重要作用。IDH家族包括三种同工酶，即IDH1、IDH2和IDH3。

人体细胞在正常酶催化下会产生低浓度的D-2-羟基戊二酸（D-2HG）和L-2-羟基戊二酸（L-2HG）。D-2HG和L-2HG可以通过2-羟基戊二酸脱氢酶（L-2HG-DH和D-2HGDH）及时转化为α-KG（三羧酸循环中的正常代谢产物），从而不断积累。但当IDH1/2突变时，它可以促使α-KG向D-2HG的转化，导致D-2HG在突变的肿瘤细胞中过度积累。D-2HG是一种癌性代谢产物，结构类似于α-KG，可抑制α-KG-依赖性双加氧酶，包括组蛋白和DNA去甲基化酶，进而抑制组蛋白和DNA去甲基化以及其他细胞分化过程，导致组蛋白和DNA超甲基化以及细胞分化受阻（包括造血细胞分化）。

（2）IDH抑制剂及适应证

恩西地平（Enasidenib）：IDH2选择性抑制剂。用于治疗IDH2突变的复发或难治性AML患者。

伊沃替尼（Ivosidenib）：IDH1选择性抑制剂。用于治疗IDH2突变的AML患者；年龄≥75岁或患有合并症，不能使用强化诱导化疗的新诊断AML的患者；复发或难治性AML；经治局部晚期或转移性胆管癌的患者。

（五）细胞周期抑制剂

1.靶点通路及其功能

细胞周期蛋白依赖性激酶（CDK）4/6抑制剂是CDK4（INK4）-视网膜母细胞瘤（Rb）通路上通过调节G1-S检查点来控制细胞周期进程的关键调节因子。CDK4和CDK6都可与三种细胞周期蛋白D（D1、D2和D3）结合。有丝分裂信号通路激活后，细胞周期蛋白D与CDK4或CDK6结合。活性细胞周期蛋白D-CDK4/6复合物磷酸化Rb，从而促进转录抑制性Rb-E2F复合物的解离。释放的E2F转录因子可以自由激活进入S期和DNA复制所需的基因。

2.CDK4/6抑制剂及适应证

哌柏西利（Palbociclib）：用于HR阳性、HER2阴性的晚期或转移性乳腺癌患者，可联合芳香化酶抑制剂作为绝经后女性或男性的初始内分泌治疗，也可联合氟维司群用于内分泌治疗进展的乳腺癌患者。

阿贝西利（Abemaciclib）：与内分泌治疗（他莫昔芬或芳香酶抑制剂）联合用于HR阳性、HER2阴性、淋巴结阳性、高危和Ki-67评分≥20%的早期乳腺癌的辅助治疗；与芳香化酶抑制剂联合用于HR阳性、HER2阴性晚期或转移性乳腺癌的绝经后女性和男性初始内分泌治疗；与氟维司群联合用于HR阳性、HER2阴性，内分泌治疗进展的晚期或转移性乳腺癌患者；内分泌治疗以及针对转移性疾病化疗进展的HR阳性、HER2阴性晚期或转移性乳腺癌单药治疗。

瑞博西利（Ribociclib）：联合芳香化酶抑制剂作为初始内分泌治疗，用于HR阳性、HER2阴性晚期或转移性乳腺癌绝经后女性。

达尔西利（Dalpiciclib）：联合氟维司群用于内分泌治疗进展的HR阳性、HER2阴性复发或转移性乳腺癌患者。

曲拉西利（Trilaciclib）：可以诱导骨髓造血干/祖细胞（HSPCs）及淋巴细胞暂时停滞在细胞周期的G1期，保护骨髓细胞免受化疗药物的损伤。

十四、各类主要靶向药物的特点、应用提示与优化

（一）单靶点药物

特点为作用集中、通常效力较强；直接抑制肿瘤的

药物可单用（如EGFR-TKI），但抑制生存微血管内皮细胞VEGFR的药物只能联合其他药物。值得警惕的是，由于其靶点单一，抑制主通路后却可能诱发旁路信号传导活化而耐药。Iwamoto等研究指出抗血管生成药物可使瘤细胞缺氧从而启动脂肪酸氧化代谢重编程，并增加刺激癌细胞增殖的游离脂肪酸摄取；EGFR-TKI获得性耐药机制之一也为旁路激活，包括RAS-PI3K通路、RAS-MAKP通路以及MET/HER2扩增。因此，其常与可抑制其他信号传导通路的药物联合应用。

1.小分子单靶点药物

EGFR-TKI为典型代表。已上市有三代的TKI药物，均可与ATP分子竞争结合蛋白激酶位点而抑制剂酶活性。

（1）单药治疗模式：一代EGFR-TKI（埃克替尼、吉非替尼、厄洛替尼）仅针对经典的EGFR19外显子缺失和21外显子L858R突变；二代EGFR-TKI（阿法替尼、达克替尼）则对EGFR“中度敏感”突变（G719X/S768I/861Q）有效，其中阿法替尼还被用于18-21外显子少见位点突变（Leu861Gln、Gly719Ser、Gly719Ala、Gly719Cys、Ser768lle）治疗；三代EGFR-TKI阿美替尼、奥希替尼、伏美替尼等在一代药物靶点基础上增加了针对T790M错义突变的抑制。

（2）联合治疗模式：EGFR-TKI可与化疗、抗血管生成治疗及其他靶向药物联合应用。FASTACT-2、JMIT、NEJ009等研究均显示联合化疗带来获益。JO25567、NEJ026等研究则显示联合贝伐珠单抗较厄洛替尼单药显著延长PFS。

2.大分子单抗药物

新生肿瘤血管的灌注异常和通透性增高会导致组织缺氧、乳酸增多，进而抑制局部免疫效应和T细胞功能。抗血管生成药物可通过诱导血管正常化降低免疫抑制、增加效应免疫细胞浸润，发挥协同控肿瘤作用。贝伐珠单抗是靶向VEGF的单克隆IgG1抗体，可阻断VEGF和其受体结合，联合标准化疗用于治疗无出血倾向晚期非鳞型NSCLC。IMPower 150研究的亚组分析提示，贝伐珠单抗联合免疫治疗有望成为EGFR TKI耐药肿瘤的拯救治疗方案，其ABCP方案也被国外指南推荐为一线EGFR-TKI耐药后的拯救方案。

（二）多靶点药物

其特点为覆盖多条信号传导通路，甚至兼顾肿瘤与其微环境双领域，故可抑制多条通路，避免旁路信号传导活化，帮助克服单靶点药物耐药。可以单药或联用，但其多种靶点的毒副作用也更多。

1.小分子药物

以安罗替尼为代表，能有效抑制VEGFR、PDGFR、FGFR和c-Kit激酶，具有“双领域”抗血管生成和控瘤生长的作用，用于晚期非小细胞肺癌及广泛期小细胞肺癌的三线及以上单药治疗。此外与其他控瘤药物可能协同增效。安罗替尼联合PD-L1单抗对比二线治疗驱动基因阴性晚期NSCLC的临床研究结果显示：相较于PD-L1单抗，联合治疗降低了57%的疾病进展或死亡风险。

2.大分子多靶点抗体

Amivantamab是针对EGFR和MET的双特异性单抗，能阻断EGFR和MET介导的信号传导，还可引导免疫细胞靶向EGFR和MET突变肿瘤。FDA已批准其用于治疗在含铂化疗失败后和EGFR基因外显子20插入突变阳性的晚期NSCLC。

（三）泛靶点药物

药物特点为能广泛覆盖信号传导通路，但效力较“分散”偏弱，只能与其他药物联用。相较于单靶点药物，不易诱发耐药且毒副作用相对轻微，可用于长时间维持治疗。典型药物为重组人血管内皮抑素（恩度），可作用VEGF/VEGFR、FGF/FGFR、PDGF/PDGFR，还可影响HIF-1α、基质金属蛋白酶（Matrix metalloproteinases，MMPs）、整合素αvβ3等。在中国被推荐用于联合NP化疗方案一线治疗晚期NSCLC。

（四）各类药物协同中的“有利平衡”

有别于非选择性杀伤的细胞毒治疗，靶向药物多是通过某一条或某几条信号通路抑制肿瘤细胞核酸合成，从而延缓细胞分裂增殖，再致最终凋亡。这就注定了相当多的此类药物可能将阻断细胞增殖周期中从G1到S期间的check point（“关卡”点），而使细胞“堆积”于G1期中。它们可能数量众多，却因主导信号通路被长期抑制而不能增殖，但正是这些“惰性”状态瘤细胞却仍在消耗营养、占据空间，或许阻止了肿瘤中潜在活性干细胞样细胞快速增殖，使瘤体长期稳定。应该认识到这是一种十分有利的平衡，要努力维持住这些细胞的惰性乃至“休眠”状态。

第四章

靶向治疗药物的应用

靶向治疗药物作为控瘤治疗的重要组成之一，应用涉及临床多个学科，遵循用药原则可规范其临床应用，提高肿瘤治疗的合理用药水平，降低不良反应发生率，保障医疗质量和医疗安全以及合理利用卫生资源。

一、靶向治疗的用药原则

（一）病理组织学确诊后方可使用

只有经组织或细胞学病理确诊或特殊分子病理诊断成立的恶性肿瘤，才有指征使用控瘤药物。但对于某些难以获取病理诊断的肿瘤，如胰腺癌、妊娠滋养细胞肿瘤等，可结合病史、临床表现、实验室检查和影像学检查等方面，由MDT to HIM讨论后慎重做出临床初步诊断，具体可参照CACA指南或规范执行。

（二）靶点检测后方可使用

绝大多数靶向药物的使用需要在"靶"的指导下进行，因此，"靶"的检测准确性就成为靶向治疗的前提条件。目前，"靶"的检测主要包括蛋白表达和基因突变、融合和扩增等检测。根据是否需要做靶点检测，可将常用小分子靶向药物和大分子单抗类药物分为需要检测和无需检测靶点两大类。对靶点作用明确的药物，须遵循"靶点检测后方可使用"的原则。检测所用仪器设备、诊断试剂和检测方法应经过国家药品监督管理部门批准。

(三) 严格遵循适应证及规范化用药

药品说明书是控瘤药物临床应用的法定依据，药物适应证经过了国家药品监督管理部门批准。临床应用须遵循药品说明书，不得随意超适应证使用。然而，目前上市的控瘤药物尚不能完全满足肿瘤患者的用药需求，药品说明书也常滞后于临床实践，一些具有高级别医学证据的用法未能及时在药品说明书中得到明确规定，医疗机构和医务人员可及时向药品生产厂商反馈，建议主动向国家药品监督管理部门申报，及时更新相应药品说明书，以保证其科学性、权威性，从而有效指导临床用药。此外，在尚无更好治疗手段等特殊情况下，医疗机构应制定相应管理制度、技术规范，对药品说明书中未明确但具有循证医学证据的药品进行严格管理。

(四) 体现患者治疗价值

现代临床肿瘤学高度重视癌症患者的治疗价值。价值核心思想是在相同治疗成本的前提下，使患者获得更长生存时间和更好生活质量。在控瘤药物临床应用中，应充分考虑药物的成本-效果比，优先选择具药物经济学评价优势的药物。

（五）特殊情况下的药物合理使用

特殊情况下应酌情灵活用药，控瘤药物的使用权应当仅限于二级医院授权的具有高级专业技术职称的医师并向所在医疗机构备案，组织MDT讨论。同时，应充分遵循患者知情同意原则，并应做好用药监测和跟踪观察。控瘤药物应遵循各级循证医学证据依次是：国家或地区药品说明书中已注明的用法、国际权威学协会或组织发布的诊疗规范、临床诊疗指南。

（六）重视药物相关性不良反应

控瘤药物的相关毒副作用发生率较高，不良反应报告尤为重要。医疗机构应当建立药品不良反应、药品损害等事件监测报告制度，并按照国家有关规定向相关部门报告，且将控瘤药物不良反应报告纳入医疗质量考核体系，定期分析和报告控瘤药物不良反应的动态和趋势。临床医师和临床药师应当密切随访患者的用药相关毒性，并及时上报不良反应，尤其是严重的和新发现的不良反应。靶向药物常见不良反应有：皮肤毒性、胃肠道毒性、心血管毒性、水肿和水钠潴留、口腔黏膜炎等；少见不良反应有：神经系统毒性、泌尿系统毒性、血栓栓塞（动静脉血管栓塞）、消化系统毒性（胃肠道穿孔、肝毒性）、呼吸系统毒性（间质性肺炎）。

二、靶向药物的疗效评价

目前，实体瘤疗效评价临床最常用的为RECIST1.1标准。与传统化疗药物直接杀伤瘤细胞不同，靶向药物主要通过干扰相关信号通路而抑制肿瘤生长。因此，仅根据肿瘤形态学变化有并不能准确评估靶向药物疗效。随着影像检查手段的进步，整合多种检查手段及多项肿瘤生物学行为的评估标准更能精准地评估靶向药疗效。RECIST标准详见本指南相关章节。

RECIST1.1标准要求治疗过程中每4~6周进行全身系统性的影像学评估。鉴于晚期肿瘤患者多需长期使用靶向药，过于频繁的影像学检查会潜在降低患者治疗依从性及造成不必要医疗资源浪费等。因此，在实际诊疗中，可在合理范围内对影像学复查的时间间隔及部位予以调整，以掌握患者肿瘤情况变化为标准。

三、靶向药物的毒性评价

由于靶点特异性有限、患者个体化差异等因素，靶向药物仍存在可引发人体多个系统不良反应的潜在毒性。对这些毒副反应制定统一的评价标准，这样有助于更规范管理治疗过程中出现的不良事件，提高患者治疗依从性。美国国立卫生研究院（NCI）发布的不良事件通用术语标准（CTCAE）对临床用药中常见不良事件进行了定义和分级。根据不良事件严重程度的不同分为以下5级。

1级：轻度；无症状或轻微症状；仅需临床观察，无需干预。

2级：中度；需较小、局部或非侵入性治疗干预；与年龄相当工具性日常生活活动受限。

3级：严重或具有临床意义但不会立即危及生命的不良事件；需要住院或延长住院时间；致残；自理性日常生活活动受限。

4级：危及生命的不良事件；需紧急治疗。

5级：发生不良事件相关的死亡。

现对临床常见因靶向药毒副反应引发的不良事件分级标准进行概括介绍。

（一）皮肤及皮下组织

表11　皮肤及皮下组织不良事件分级

不良事件	1级	2级	3级	4级	5级
脱发	<50%	≥50%	–	–	–

续表

不良事件	1级	2级	3级	4级	5级
各类皮疹、红斑	累及<10%体表面积，伴或不伴症状	累及10%~30%体表面积，伴或不伴症状	累及>30%体表面积，伴中重度症状	危及生命，需紧急治疗	死亡
瘙痒	轻度或局部	广泛分布且间歇发作，搔抓引起皮肤改变	广泛分布且持续发作，影响活动/睡眠	–	–
手足综合征	无痛性轻度皮肤改变	痛性皮肤改变，影响活动但能自理	痛性重度皮肤改变，影响生活自理	–	–

（二）血液系统

表12 血液系统不良事件分级

不良事件	1级	2级	3级	4级	5级
贫血（Hb g/L）	LLN[a]–100	100~80	<80；需输血	危及生命，需紧急治疗	死亡
血小板计数降低（$\times10^9$/L）	LLN–75	75~50	50~25	<25	–
白细胞计数降低（$\times10^9$/L）	LLN–3.0	3.0~2.0	2.0~1.0	<1.0	–

续表

不良事件	1级	2级	3级	4级	5级
中性粒细胞计数降低（×10⁹/L）	LLN~1.5	1.5~1.0	1.0~0.5	<0.5	–
发热性中性粒细胞减少	–	–	ANC[b]<1.0×10⁹/L伴单次体温>38.3℃或体温≥38.3℃超过1h	危及生命，需紧急治疗	死亡

（三）消化系统

表13　血液系统不良事件分级

不良事件	1级	2级	3级	4级	5级
口腔黏膜炎	无症状或轻症，不需要治疗	中度疼痛或溃疡，不影响经口进食，需调整饮食	重度疼痛，影响经口进食	危及生命，需紧急治疗	死亡
ALT/AST增高	>ULN[c]~3*ULN（基线值正常）；1.5~3*基线值（基线值异常）	>3~5*ULN（基线值正常）；>3~5*基线值（基线值异常）	>5~20*ULN（基线值正常）；>5~20*基线值（基线值异常）	>20*ULN（基线值正常）；>20*基线值（基线值异常）	–

续表

不良事件	1级	2级	3级	4级	5级
血胆红素增高	>ULN~.5*ULN（基线值正常）；>1~1.5*基线值（基线值异常）	>1.5~3*ULN（基线值正常）；>1.5~3*基线值（基线值异常）	>3~10*ULN（基线值正常）；>3~10*基线值（基线值异常）	>10*ULN（基线值正常）；>10*基线值（基线值异常）	-
	与基线相比，每日增加<4次大便；造瘘口排出物轻度增加	与基线相比，每日增加4~6次大便；造瘘口排出物中度增加；借助于工具的日常生活活动受限	与基线相比，每日增加≥7次大便；造瘘口排出物重度增加；需住院治疗；自理性日常生活活动受限	危及生命，需紧急治疗	死亡

（四）循环系统

表14　循环系统不良事件分级

不良事件	1级	2级	3级	4级	5级
高血压（mmHg）	120~139/80~90	140~159/90~99	≥160/100	危及生命（如恶性高血压、高血压危象等），需紧急治疗	死亡

续表

不良事件	1级	2级	3级	4级	5级
心电图QTc间期延长	平均QTc 450~480 ms	平均 QTc 481~500 ms	平均QTc≥501 ms；比基线期>60 ms	尖端扭转型室速；阵发性室性心动过速；严重心律不齐体征或症状	–
心肌梗死	–	无症状；心肌酶学最低程度异常，无局部缺血性ECG改变证据	严重症状；心肌酶学改变；血流动力学稳定；与出现心肌梗死诊断相一致的ECG改变	危及生命；血液动力学失衡	死亡
射血分数降低	–	静息射血分数（EF）40%~50%；低于基线值10%~19%	静息射血分数（EF）20%~39%；低于基线值>20%	静息射血分数（EF）<20%	–
窦性/阵发性房性/室上性/室性心动过速	无症状，不需要治疗	有症状，无紧急治疗干预指征	有症状，需紧急治疗	危及生命（如血流动力学不稳定）；需紧急治疗	死亡

续表

不良事件	1级	2级	3级	4级	5级
心力衰竭	无症状,实验室或心脏影像学检查异常	中度活动或劳累时出现症状	休息状态或最低程度活动或劳累时出现症状;住院;新发症状	危及生命,需紧急治疗(如连续静脉输液或机械辅助血液循环)	死亡
血栓栓塞时间	无须治疗(如浅表性血栓形成)	需要临床治疗	需紧急治疗(如肺栓塞或心腔内栓塞)	危及生命(如伴有血流动力学或神经性障碍等)	死亡
动脉血栓栓塞症	–	–	需要紧急治疗	危及生命;血流动力学或神经性障碍;器官损害;四肢末端缺失	死亡

（五）呼吸系统

表15　呼吸系统不良事件分级

不良事件	1级	2级	3级	4级	5级
肺炎	无症状;仅为临床或诊断所见;无须治疗	有症状;需治疗;影响借助于工具的日常生活活动	重度症状;需要吸氧;影响自理性日常生活	危及生命的呼吸障碍;需要紧急治疗(如气管切开或插管)	死亡

（六）泌尿系统

表 16　泌尿系统不良事件分级

不良事件	1 级	2 级	3 级	4 级	5 级
蛋白尿	蛋白尿+；24 h 尿蛋白 <1 g	蛋白尿++~+++；24 h 尿蛋白 1.0~3.5 g	蛋白尿++++；24 h 尿蛋白 ≥3.5 g	–	–

（七）其他

表 17　其他不良事件分级

不良事件	1 级	2 级	3 级	4 级	5 级
过敏反应	–	–	有症状的支气管痉挛伴或不伴荨麻疹；需要肠外治疗；变态反应相关的水肿或血管性水肿；低血压	危及生命，需紧急治疗	死亡

第五章

靶向药物常见不良反应及其处理

靶向抗肿瘤药物虽然具有一定的选择性，但进入人体后仍可对正常的细胞、组织和器官产生一定的损伤，从而引起机体一系列不良反应。如果这些不良反应不及时处理，会影响患者的生活质量，导致靶向药物的停用，进而影响患者临床疗效，严重的甚至威胁患者的生命健康。因此，临床需要对靶向药物的不良反应在预防、评估、治疗、监测等方面进行细致管理，推动医生、患者及家属协同配合，尽可能减少或推迟靶向药物的不良反应的发生。

一、靶向药物治疗前患者的评估

治疗前应详细评估患者的年龄、性别、生活状态、营养状况，了解发病史、既往史，如过敏性疾病、肿瘤家族史等。全身及辅助检查，包括CT、MRI等必要的实验室检查。

二、靶向药物使用前的注意事项

注意了解掌握靶向药物的适应证及禁忌证，与其他药物联合使用的配伍禁忌，注意治疗期间不允许使用的药物或食物，尽量避免接种活疫苗等。

经过靶向药物用药前对患者的评估及对靶向药物适应证及禁忌证的认识，对使用过程中及治疗后可能出现的不良反应有一定了解和预判，为顺利完成靶向药物治疗奠定基础。

三、靶向药物常见的不良反应

（一）皮肤毒性

皮肤毒性是靶向药物治疗最常见的不良反应之一。皮肤毒性不仅影响患者的生理健康，也会影响心理健康。治疗前需要对患者进行宣教，充分告知患者靶向药物可能导致的皮肤反应。加强预防和支持性措施，鼓励患者保持健康的饮食习惯、穿着宽松衣物、避免阳光照射、使用防晒霜、皮肤保湿、保持生活规律等。

皮肤毒性主要分为两大类：一类为皮肤炎症反应，主要包括痤疮样皮疹、手足皮肤反应、指甲改变、毛发异常及黏膜反应等；另一类为皮肤表皮增殖，主要包括角化病、脂溢性皮炎、寻常疣、日光性角化病、角化棘皮瘤以及皮肤鳞状细胞癌等。皮肤毒性处理根据NCI CTCAE v5.0皮肤毒性评价标准进行准确分级并指导治疗和评价疗效。1级皮肤毒性一般只需观察或局部处理，如局部外用抗生素、类固醇激素等。2~3级皮肤毒性除局部处理外，必要时需全身给药，如口服或静脉抗生素和糖皮质激素等，并根据具体情况减量、暂停或永久停用相应靶向药物。

（二）消化系统不良反应

靶向治疗会引起多种消化系统不良反应，主要包括口腔黏膜炎、腹泻、肝脏毒性、厌食纳差、恶心呕吐、出血、穿孔、便秘等。程度轻重不等，严重者甚至可威胁生命。

1.口腔黏膜炎

多见于mTOR信号通路、表皮生长因子受体以及抗血管生成抑制剂。对于使用过相关靶向药物或有口腔溃疡史患者，需要注意保持口腔清洁卫生。口腔黏膜炎症状轻微时，可使用复合维生素B、康复新液；如溃疡影响进食，建议进食前使用2%利多卡因漱口；饭后即刻漱口、清洁口腔。严重口腔黏膜炎可使用生理盐水溶液加入庆大霉素、地塞米松及利多卡因注射液各1支，混匀后一日三次，饭前漱口；重组人表皮生长因子或成纤维细胞生长因子外用液喷于患处；如有感染，应予以局部抗菌药物治疗；剧痛时可喷局部黏膜保护剂、口腔溃疡防护剂等。

2.腹泻

腹泻是靶向药物常见不良反应之一。引起腹泻的因素可能与胰腺外分泌功能障碍和胃肠道功能发生改变相关。相关门诊或者医生需加强宣教，注意饮食及手卫生、注意休息、平衡膳食、提高机体免疫力等。1级腹泻：继续服用靶向药物，给予调整饮食，如清淡、低纤维、易消化为主，加用口服止泻药物。2~3级腹泻：停用靶向药物，进行常规治疗如止泻、静脉补液、调节肠道菌群等，必要时抗感染治疗。

3.肝脏毒性

靶向药物引起的肝脏毒性常发生在用药后1周~6个月期间，停药或减量后的1~6周内肝酶可逐渐恢复到正常水平。靶向药物治疗前应评估肝功能，对肝酶偏高者慎用靶向药物，肝功能衰竭者禁用靶向治疗。治疗期间密切观察患者有无乏力、食欲不振、恶心、肝区胀痛、黄疸等症状。同时告诫患者饮食清淡、注意休息、密切监测肝功能，避免使用其他潜在增加肝脏毒性的药物。

对轻度肝功能异常患者，继续服用靶向药物，但应密切监测肝功能；如转氨酶明显升高，则需减量或停药并注意监测转氨酶，待氨基转移酶恢复（ALT、AST均低于100 U/L）后可继续治疗。如果总胆红素高于正常值3倍和/或氨基转移酶高于正常值5倍，则应中断或停止使用靶向药物，同时积极进行保肝治疗，如多烯磷脂酰胆碱、葡萄糖醛酸内酯、水溶性维生素等。

（三）呼吸系统不良反应

主要包括间质性肺炎、咳嗽以及呼吸困难等，虽然发生率较低，但一旦发生往往是致命性的，尤其是间质性肺炎，其分级注意参考NCI CTCAE v5.0。

1.间质性肺炎

评估发生间质性肺炎的高危因素至关重要，包括高龄、PS评分>2分、既往接受过放疗、吸烟病史和既往肺疾病。已有肺间质纤维化的患者，应谨慎使用靶向药物，避免与胸部放疗、免疫检查点抑制剂同时使用。

靶向药物引起的间质性肺炎需要严格重视，当发生间质性肺炎后，多数情形建议永久停用靶向药。对于1~2级的间质性肺炎，在充分评估临床获益与潜在风险，间质性肺炎治愈后，可考虑靶向药物再挑战，但必须密切观察与随访。

（四）血液系统不良反应

靶向药物引起的血液系统不良反应相对较少，主要包括中性粒细胞减少、血小板减少、血栓栓塞和贫血等。

1.中性粒细胞减少

中性粒细胞减少较传统化疗轻，且多数为轻度，亦有部分患者出现3至4级中性粒细胞减少，需要积极处理。密切监视血常规及时支持治疗非常必要，同时，注意一级与二级预防。对中性粒细胞减少的处理主要包括以下方面。

（1）病因治疗：当出现3级或4级中性粒细胞减少时，应暂停靶向治疗；待恢复至1.5×10^9/L以上再考虑继续原靶向治疗；如反复出现3级或4级中性粒细胞减少或持续超过2周不能恢复者，应下调靶向药物剂量。

（2）预防感染：强调重在预防，包括与外界的适当隔离，注意饮食、居住环境及个人卫生，防止交叉感染等；药物预防如预防性使用广谱抗生素，需根据具体情况决定。

（3）抗感染治疗：建议根据患者的危险因素和病原微生物谱尽快制定经验性抗感染治疗方案，并根据患者的治疗反应、病原学及药敏实验检测结果及时调整抗感染治疗方案，同时加强退热、维持水电解质平衡以及营养支持等对症治疗。

（4）粒细胞集落刺激因子治疗：出现脓毒症、年龄

>65岁、中性粒细胞<1.0×10^9/L、中性粒细胞减少持续时间预计超过10天、感染性肺炎或临床有记载的其他感染，如侵袭性真菌感染等需要注意使用粒细胞集落刺激因子治疗。

（5）其他：若患者出现感染，且携带导尿管、中心静脉置管或肾造瘘管等，根据具体病情评估是否需要拔除相关管道。

2. 血小板减少

血小板减少常见于使用PARP抑制剂和抗血管生成抑制剂等药物的患者。特别注意对他们加强相关宣教。治疗前对血小板减少的发生风险进行充分评估，治疗期间密切监测血常规及止凝血功能，合理选择合并用药。对血小板减少的处理主要包括以下几点。

（1）病因治疗：当出现3级或4级血小板减少时，应暂停靶向治疗，待血小板恢复至75×10^9/L以上再考虑继续原靶向治疗；如反复出现3级或4级血小板减少，应下调靶向药物剂量。

（2）一般治疗，若血小板低于50×10^9/L，应减少活动，避免外伤；若血小板低于20×10^9/L，需安静卧床，并积极预防及治疗便秘；维持收缩压在140 mmHg以下，以防颅内出血；避免使用容易引起出血的药物如非甾体类抗炎药等；避免肌注等创伤性操作。

（3）药物治疗：包括白介素-11、重组人血小板生成素、血小板生成素受体激动剂等，如合并严重出血，可使用止血药和糖皮质激素。

（4）血小板输注：当血小板低于20×10^9/L或血小板>20×10^9/L，伴有严重威胁生命的出血，可考虑输注血小板。

3.血栓栓塞

（1）所有患者须进行血栓栓塞发生风险评估，对于高风险患者，可采用机械性预防，如弹力袜、静脉加压装置等。如使用华法林或其他抗凝（阿司匹林等）药物性预防时，要注意此类药物在减少相关血栓事件时，会增加出血风险。年龄大于65岁老年患者使用抗血管生成靶向治疗时，应鼓励病人多下床活动，定时对下肢进行局部按摩，并密切监测患者有无血栓栓塞相关症状。对血栓栓塞处理包括：病因治疗、及时停药和调整靶向药物剂量。

（2）静脉血栓栓塞：对无抗凝治疗禁忌的患者，应立即开始抗凝治疗，如低分子量肝素、普通肝素、华法林等。

（3）肺栓塞：对无抗凝治疗相对禁忌的患者，应立即启动抗凝治疗，必要时考虑溶栓治疗和/或肺部取栓术，同时考虑使用下腔静脉滤器，治疗过程中需动态评估出血风险。

（五）循环系统不良反应

靶向药物引起的循环系统不良反应主要包括高血压和心脏毒性。多见于高龄、儿童、合并有高血压病史和心脏病史以及既往心脏区域接受过放射治疗的患者。

1.高血压

高血压最常见于抗血管生成类靶向药物。治疗期间需要密切监测血压。鼓励患者保持健康生活方式和饮食习惯，避免肥胖、禁止吸烟、控制饮食、适当体育锻炼、调节情绪等。对高血压的处理包括以下几点。

（1）1级高血压：一般不用暂停靶向药物，定期监测血压和改善生活方式。

（2）2级高血压：暂停服用靶向药物，并使用两种或多种降压药物联合治疗。并根据患者血压控制情况，决定是否恢复靶向药物的使用或调整剂量。

（3）3级及以上高血压：需紧急降压、利尿等对症治疗并迅速停用靶向药物。如果经积极降压治疗血压仍未控制（>4周），则永久停用靶向治疗。

2.心脏毒性

靶向药物引起的心脏毒性主要包括Q-T间期延长、心肌缺血/心肌梗死、左心室功能障碍/左心室射血分数下降、心力衰竭等。治疗前对患者的心脏功能及相关不良反应的发生风险系统评估。加强治疗期间心脏功能监测，如心电图、超声心动图等。鼓励患者保持健康的生活方式和饮食习惯，控制体重、戒烟限酒、合理膳食、增加运动、保持心理平衡等。对心脏毒性的处理包括以下几种。

（1）1度心脏毒性：一般不用暂停靶向药物，治疗时监测心电图、左心室射血分数及心肌损伤标志物，必要时给予营养心肌药物如辅酶Q10等。

（2）2度心脏毒性：暂停服用靶向药物，并经营养心肌等对症治疗后，评估合格后方可重新用药。

（3）3度心脏毒性：紧急进行抗心律失常、利尿、调节电解质紊乱等对症治疗，并永久停用靶向药物。

（六）泌尿系统不良反应

靶向药物较少引起泌尿系统毒性，引起肾脏毒性药物包括抗血管生成抑制剂、mTOR抑制剂等，其不良反应分级参照NCI CTCAE v5.0。表现形式包括蛋白尿、肾功能不全、范可尼综合征、肾病综合征等。同时，要注意增强风险评估，基线评估患者有无高血压、糖尿病、肾疾病病史及电解质、肝肾功能等。有高危因素的患者慎用能引起肾功能损害的靶向药物。

不良反应一般按分级处理的原则，若表现为蛋白尿，需动态监测肌酐、肾功能、血压。1级蛋白尿通常可逆，3~4级蛋白尿，一般为不可逆的损害。必要时考虑肾内科会诊，并结合肾病理活检明确病变性质。若表现为肾功能不全，CTC1~2级的肌酐升高，可密切随访，CTC3~4级的肌酐升高，则必须对靶向药物减量或者停药，并维持水、电解质平衡，改善肾功能和防止各种并发症。

（七）神经系统不良反应

神经不良反应需要结合病史及必要的影像学检查进行诊断和鉴别诊断，特别是肿瘤本身转移到神经系统及副肿瘤综合征引起的症状。靶向药物引起的不良反应不常见，一旦发生后果严重，其不良反应分级参照NCI CTCAE v5.0。靶向药物的神经不良反应包括多灶性脑白质病变、进展性和可逆性后脑白质病变综合征、脑血管事件等，另外还有周围神经病变、感觉异常、头晕、肌肉疼痛等。目前尚无针对性的方法进行预防，最好熟知使用的靶向药物特殊的神经毒性，譬如抗血管生成药物可引起可逆性后脑白质病综合征，利妥昔单抗可引起进行性多灶性白质脑病。

患者一旦出现可逆性后脑白质病综合征、进行性多灶性白质脑病，无论分级如何，需立即停药，并根据不同的状况进行降血压或抗病毒治疗。比较常见的周围神经毒性，1级无症状无须特殊处理，继续服药；1级有症状或2级毒性需要减量；3至4级均需停药。抗血管生成抑制剂导致的脑血管意外，一旦出现，需立即停用并进行紧急对症处理。

（八）内分泌系统不良反应

少数靶向药物可引起内分泌及代谢异常，严重时可引起糖尿病酮症酸中毒，脂质代谢异常、电解质异常。还可能引起甲状腺功能减低、性腺功能减低、甲状腺功能亢进等。以上不良反应可参照NCI CTCAE v5.0进行分级。目前尚无特殊的预防策略，熟知每种靶向药物发生不良反应的特点，在使用中密切随访观察监测十分必要。

发生糖代谢异常时，一般情况下不需要停药，如果发生严重的高血糖时才需要停用，并使用胰岛素解救治疗；发生甲状腺功能减低时，若为1至2级，不改变靶向药使用，但在TSH≥20 mU/L或T3、T4、FT3、FT4低于正常值时，应给予左甲状腺素替代治疗。3至4级时，继续替代治疗的同时，延迟靶向给药，至恢复至小于3级，并调整靶向药物下一个剂量水平，若2周后仍未恢复，考虑永久停药。

（九）其他毒副作用

1.靶向药物与妊娠

靶向治疗药物对于妊娠的影响的研究报道比较少，尚无相关临床研究，但怀孕期间应避免使用。只有在靶向药物对母体的潜在获益远大于对胎儿的潜在危险时才可使用。

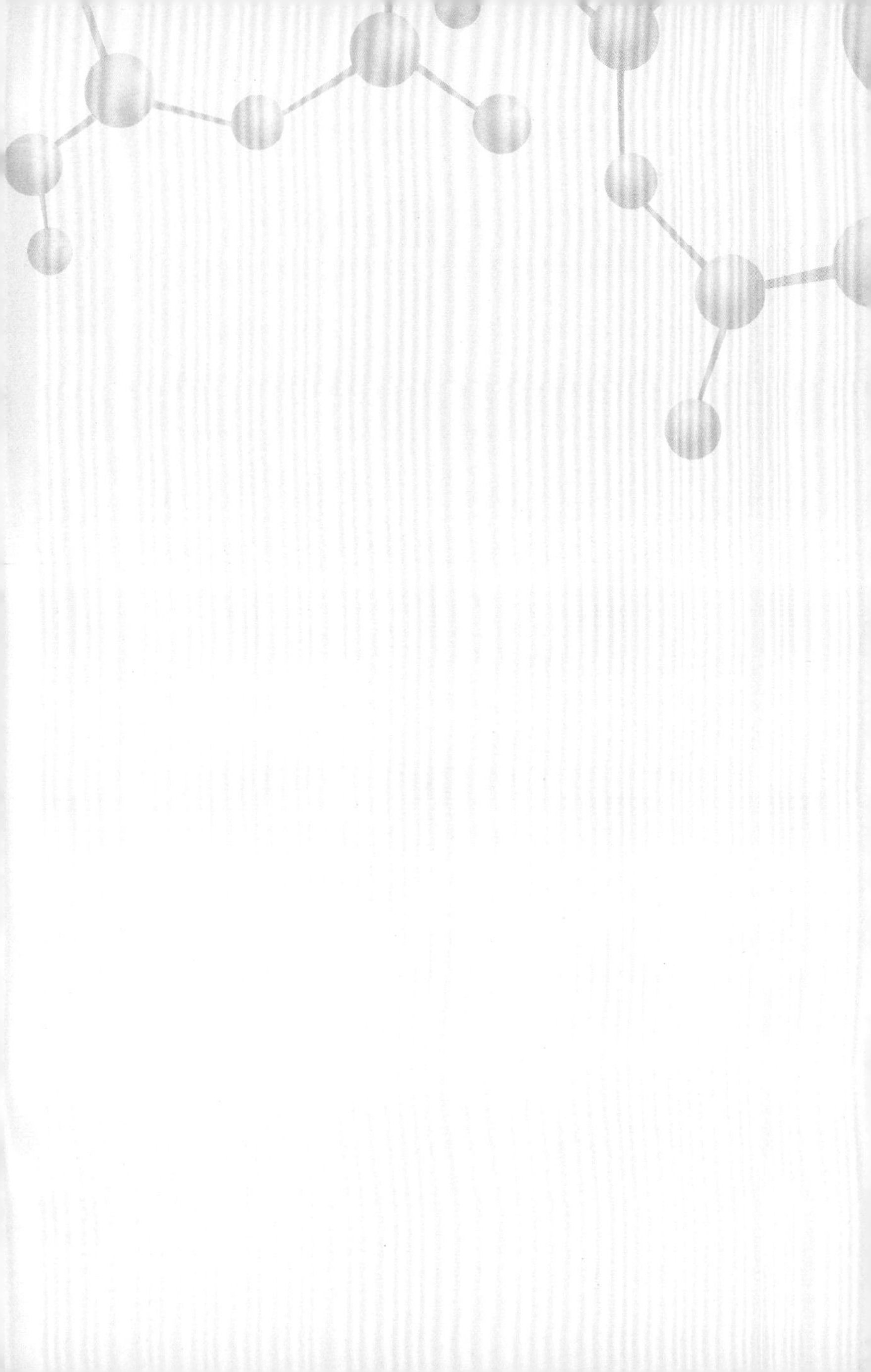

第六章

常见肿瘤靶向治疗

一、肺癌

肺癌是常见的恶性肿瘤之一，主要的基因突变有EGFR、ALK融合、ROS-1、C-MET（14外显子跳跃突变）、RET融合、BRAF V600E突变、KRAS突变、ERBB2（HER-2）扩增或突变等，针对这些基因突变已经有大量靶向药物上市。使用这些药物之前，要常规进行基因检测来选择相应药物。肺癌术后，Ⅱ—Ⅲ期患者需要进行EGFR检测，Ⅲ期不可切及与Ⅳ期非鳞癌患者则需检测上述几种突变。标本量少或无法获取而不能做基因检测时，可予外周血游离/肿瘤DNA（cf/ctDNA）进行EGFR检测；不吸烟、经小标本诊断的鳞癌或混合腺癌患者建议检测EGFR突变、ALK融合、ROS-1融合等。第一、二代EGFR-TKI耐药后，建议再次活检予EGFR T790M突变检测。

（一）EGFR-TKI药物

EGFR最常见突变位点是19外显子缺失（19del）及21外显子L858R点突变（21L858R），均为EGFR-TKI敏感性突变。18外显子G719X、20外显子S768I和21外显子L861Q突变率较低，被称为非常规突变。这些突变位点适合使用第二代靶向药物。20外显子的T790M突变与第一、二代EGFR-TKI获得性耐药有关，20外显子插入突变使用EGFR-TKI效果欠佳。还有许多类型突变的临床意义尚不明确。目前国内上市的EGFR-TKI一代药物有吉非替尼、厄洛替尼、埃克替尼。二代药物有阿法替尼、达克替尼。三代药物有奥希替尼、阿美替尼、伏美替尼。

1.EGFR突变患者一线治疗

吉非替尼、厄洛替尼、埃克替尼、阿法替尼、达克替尼、阿法替尼、达克替尼、奥希替尼、阿美替尼、伏美替尼均可用于EGFR敏感突变的局部晚期或转移性非小细胞肺癌一线治疗。相对于一代药物，二代药物的PFS会更长，11~14个月，但皮疹、腹泻、甲沟炎等不良反应较一代药物发生率高。二代药物未能解决一代EGFR-TKI的耐药问题。三代药物奥希替尼、阿美替尼、伏美替尼对脑转移瘤疗效优于一、二代药物，皮疹和腹泻等不良反应低于一、二代药物。如在初治时即发现脑转移，一线推荐使用三代药物。

（1）一线可考虑：吉非替尼/厄洛替尼+化疗；厄洛替尼+贝伐珠单抗。

阿法替尼还被FDA批准用于18—21外显子少见位点

突变（Leu861Gln，Gly719Ser，Gly719Ala，Gly719Cys，Ser768Ile）的治疗。

（2）一线已开始化疗的过程中发现EGFR驱动基因阳性者，推荐在完成常规化疗（包括维持治疗）后换用EGFR-TKI，或中断化疗后开始靶向治疗。

2.一线治疗后耐药

一、二代EGFR靶向药物耐药的主要原因是EGFR基因二次突变，约50%患者产生了T790M突变。三代药物耐药的主要原因有C797S突变、MET扩增等。每一线TKI药物耐药后，推荐再次活检明确耐药机制。

（1）一线治疗寡进展，可继续原TKI+局部治疗，或进行重新活检。

（2）一代/二代EGFR-TKI广泛进展，T790M+，推荐奥希替尼、阿美替尼、伏美替尼治疗。

（3）一代/二代EGFR-TKI广泛进展，T790M-，推荐含铂双药化疗或含铂双药化疗+贝伐珠单抗（非鳞癌），或信迪利单抗+贝伐单抗+培美曲塞+铂类，或特瑞普利单抗+培美曲塞+铂类，或阿替利珠单抗+贝伐单抗+紫杉醇+铂类化疗。不推荐耐药患者接受TKI联合化疗。

（4）T790M-/三代TKI失败，再次进展，参照无驱动基因晚期NSCLC治疗，或给予安罗替尼。

（5）阿法替尼还可用于含铂化疗期间或化疗后疾病进展的局部晚期或转移性鳞状组织学类型的非小细胞肺癌（NSCLC）。

用EGFR-TKI过程中注意间质性肺炎发生，奥希替尼注意Q-T时间延长。

3.术后辅助治疗

EGFR突变阳性的Ⅱ—ⅢB期NSCLC患者在完全肿瘤切除术后推荐EGFR-TKI（奥希替尼，埃克替尼或吉非替尼）辅助治疗。需要注意，Ⅲ期NSCLC有较高的脑转移风险，而奥希替尼辅助治疗能降低脑转移或死亡风险，对Ⅲ期患者优先推荐奥希替尼辅助治疗。

（二）ALK抑制剂

相比于EGFR经典突变，ALK融合在晚期NSCLC中发生率相对较低，占3%~5%，在腺癌中，ALK融合基因阳性率为8.4%~10.7%。主要治疗药物有一代药物克唑替尼，二代药物阿来替尼、塞瑞替尼、布格替尼、恩沙替尼，三代药物洛拉替尼等。

1.一线治疗

（1）第一代ALK抑制剂克唑替尼和第二代药物阿来

替尼、塞瑞替尼可用于ALK阳性的局部晚期和转移非小细胞肺癌的一线治疗。

（2）一线治疗亦可考虑：二代药物塞瑞替尼、恩沙替尼、布格替尼、洛拉替尼（存在争议但推荐）。初诊发现脑转移者，推荐用二代或三代。

2.二线治疗

（1）一线治疗后寡进展，推荐再次进行活检明确耐药机制选择二代/三代TKI治疗；也可继续原TKI治疗+局部治疗。

（2）一线治疗后广泛进展，推荐再次进行活检明确耐药机制，选择二代/三代TKI治疗；也可考虑二代药物互换。

（3）第三代药物洛拉替尼可用于克唑替尼一线治疗或者至少一种其他ALK抑制剂治疗后疾病进展的二、三线治疗，或者二代药物作为一线治疗后疾病进展患者的二线治疗；若ALK抑制剂耐药后G1202R突变者，推荐洛拉替尼治疗。

（4）再次进展，参照无驱动基因晚期NSCLC治疗，选用含铂双药化疗±贝伐珠单抗，或予以安罗替尼治疗。

（三）ROS1融合

ROS1融合在肺癌临床检出率为1%~2%，多见于非吸烟及轻度吸烟的年轻患者，病理类型包括肺腺癌、肺鳞癌及肺大细胞神经内分泌癌。ROS1融合基因与其他肺癌基因突变如EGFR、KRAS和ALK重排等极少重合。

1.一线治疗

（1）一线治疗推荐克唑替尼。克唑替尼是目前我国唯一获批的ROS1-TKI。

（2）一线治疗可考虑：塞瑞替尼、恩曲替尼（后者在我国尚未上市）。

2.后线治疗

（1）一线治疗后寡进展，推荐再活检明确耐药机制；也可考虑原TKI治疗+局部治疗。

（2）一线治疗后寡进展及广泛进展，均可考虑含铂双药化疗+局部治疗或含铂双药化疗+贝伐珠单抗（非鳞癌）±局部治疗（寡进展）。

（3）洛拉替尼可用于先前仅接受克唑替尼治疗者。对出现脑转移初治或经治患者，洛拉替尼有一定的血脑屏障穿透力，推荐作为二线在克唑替尼耐药后用。

（4）二线再次进展，可参照无驱动基因晚期NSCLC

的治疗。

（四）NTRK抑制剂

约0.2%的NSCLC患者存在NTRK融合。

1. 一线治疗

（1）参照无驱动基因晚期肺癌一线治疗。

（2）可考虑拉罗替尼和恩曲替尼，但这两种药在国内均未上市。

2. 后线治疗

一线使用靶向药物，进展后参照无驱动基因晚期LC治疗。一线未使用靶向药物，可考虑靶向治疗。

（五）RET抑制剂

1%~2%的NSCLC患者发生RET基因融合。

1. 一线治疗

考虑普拉替尼或塞尔帕替尼，若靶向药物可及困难时，可参照无驱动基因晚期NSCLC的一线治疗。

2. 后线治疗

一线使用靶向药物，进展后参照无驱动基因晚期NSCLC治疗；若一线未使用靶向药物，后线建议使用普拉替尼或塞尔帕替尼。

（六）MET14外显子跳突

1.一线治疗

赛沃替尼、克唑替尼，亦可考虑卡马替尼、特泊替尼，但国内尚未上市。埃万妥单抗是一种针对EGFR和MET的人源化双特异性抗体，治疗MET外显子14跳跃突变有较好的疗效，但在国内尚未上市。若药物不可及，可参照无驱动基因晚期NSCLC的一线治疗。

2.后线治疗

一线使用靶向药物，进展后参照无驱动基因晚期NSCLC治疗。一线未使用靶向药物，建议使用赛沃替尼。其他可考虑使用克唑替尼、卡马替尼、特泊替尼、埃万妥单抗。

（七）BRAF V600E突变

肺腺癌中BRAF V600E突变的发生率为2%~4%。

1.一线治疗

达拉菲尼联合曲美替尼，若药物不可及，可参照无驱动基因晚期NSCLC一线治疗。

2.后线治疗

一线使用靶向药物，进展后参照无驱动基因晚期肺癌治疗。一线未使用靶向药物，可考虑达拉菲尼联合曲美替尼。

(八) KRAS突变

中国NSCLC患者中KRAS突变率为11.4%~12.1%，其中G12C是最常见的亚型（29.6%），其次是G12D（18.1%）和G12V（17.5%）。

1.一线治疗

参照无驱动基因晚期肺癌一线治疗。

2.后线治疗

G12C突变可考虑索托拉西布（Sotorasib），阿达格拉西布（Adagrasib），但国内尚未上市。药物不可及时，可参照无驱动基因晚期NSCLC后线治疗。

(九) 抗血管靶向药物

国内已上市用于肺癌的抗血管生成药物包括贝伐珠单抗，重组人血管内皮抑制素、安罗替尼。

1.贝伐珠单抗

贝伐珠单抗联合含铂双药化疗、贝伐珠单抗联合免疫治疗可用于驱动基因阴性的晚期非鳞、非小细胞癌一线治疗；贝伐珠单抗（单药或联合）用于驱动基因阴性的晚期非鳞、非小细胞癌一线维持治疗；贝伐珠单抗联合EGFR TKI用于EGFR突变阳性患者一线治疗；TKI耐药后，T790M阴性者可使用贝伐珠单抗联合免疫检查点抑制剂及化疗。

2.重组人血管内皮抑制素

重组人血管内皮抑制素可用于驱动基因突变阴性、PS 0—1分的晚期NSCLC患者（包括鳞NSCLC和非鳞NSCLC），一线可联合长春瑞滨和顺铂治疗2~4个周期。

3.安罗替尼

安罗替尼可用于既往至少接受过2种系统化疗后出现进展或复发的、驱动基因突变阴性，以及EGFR基因敏感突变的复发性晚期NSCLC的三线治疗。安罗替尼亦可用于小细胞肺癌的三线及后线治疗。

二、乳腺癌

（一）抗HER2靶向治疗

靶向治疗是HER2阳性乳腺癌治疗的基础，根据乳腺癌不同治疗阶段，可分为新辅助治疗、辅助治疗及复发转移后治疗，靶向治疗方案有所差异。

1.新辅助治疗

HER2阳性早期乳腺癌的治疗模式逐渐改变。新辅助治疗可实现更优手术方式选择及药物敏感性评价。CACA指南推荐2 cm以上HER2阳性早期乳腺癌即可优选新辅助治疗。

治疗方案可分为曲妥珠单抗（H）联合化疗、曲妥珠单抗+帕妥珠单抗（HP）联合化疗。优选HP双靶向联合化疗，提高病理完全缓解率（pCR）。2022年6月2日，NMPA批准吡咯替尼与曲妥珠单抗和多西他赛联合，用于HER2阳性早期或局部晚期乳腺癌患者的新辅助治疗。

曲妥珠单抗（H）+化疗：AC-TH方案（蒽环类+环磷酰胺4周期，序贯H+紫杉类化疗），或TPH方案（紫杉醇/多西紫杉醇+卡铂+H）。

HP联合化疗：THP（多西紫杉醇+HP）；TCbHP（HP+紫杉醇+卡铂）；AC-THP（蒽环类+环磷酰胺4周期，序贯HP+紫杉醇/多西紫杉醇）。

HPyT：吡咯替尼+曲妥珠单抗+多西他赛。

新辅助化疗方案有效时须完成标准治疗周期再行手术治疗。术后pCR患者可继续HP双靶向治疗或改为H单靶治疗至1年。non-pCR患者选择恩美曲妥珠单抗（T-DM1）强化治疗至1年，或选择序贯奈拉替尼强化治疗1年。

若新辅助治疗疗效欠佳，是优先手术还是换靶向治疗方案，目前无确切定论，相关研究正在开展，建议根据患者是否满足手术条件进行个体化选择。

2.辅助治疗

辅助治疗指乳腺癌术后治疗，此处特指未行新辅助治疗患者。2008年曲妥珠单抗的辅助治疗适应证在中国获批。AC-TH方案或TCbH方案，其中曲妥珠单抗治疗至1年，已成为HER2阳性早期乳腺癌患者标准辅助治疗。

帕妥珠单抗+曲妥珠单抗（HP）1年辅助治疗，复发风险显著降低，淋巴结阳性患者显著获益。HP双靶辅助治疗1年获批淋巴结阳性的HER2阳性早期乳腺癌术后辅助治疗适应证，并被优选推荐。

在淋巴结阳性、激素受体（HR）阳性早期乳腺癌患者，完成曲妥珠单抗1年靶向治疗后还可选择序贯奈拉替尼强化治疗1年，同样取得确切生存优势。

HER2阳性小肿瘤（小于2 cm）且无淋巴结转移HER2阳性早期乳腺癌，可选择曲妥珠单抗单靶向治疗联合紫杉醇单药化疗。对T1cN0乳腺癌可选择降阶治疗方案。但T1a、T1b且N0早期乳腺癌，辅助治疗研究证据不足，靶向治疗推荐缺乏共识，可参考其他危险因素考虑是否行靶向治疗。

3.复发转移乳腺癌治疗

转移性乳腺癌治疗前建议对转移病灶进行穿刺活检，行病理再检测及免疫组化再分型。乳腺癌异质性等多种因素会出现分型的改变。明确诊断HER2阳性晚期乳腺癌，治疗方案应以靶向治疗为基础，可选择方案依据患者不同情况具多样性。方案选择可依据分层分线治疗原则，评估不同靶向药物敏感性。

曲妥珠单抗不敏感者指转移性乳腺癌经曲妥珠单抗治疗3个月内出现疾病进展或早期乳腺癌（新）辅助曲妥珠单抗治疗过程中出现复发转移或曲妥珠单抗治疗后12个月内出现复发转移。曲妥珠单抗敏感人群指初治Ⅳ期乳腺癌或接受过（新）辅助治疗但未包含曲妥珠单抗复发性乳腺癌，或早期乳腺癌（新）辅助曲妥珠单抗治疗但结束后12个月以上出现复发转移，可再用曲妥珠单抗。

HP双靶联合紫杉类化疗方案（THP）是晚期HER2阳性乳腺癌一线优选治疗方案，PFS及OS获得显著延长。

曲妥珠单抗不敏感人群，二线治疗推荐方案包括吡咯替尼联合卡培他滨、T-DM1。2020年7月，吡咯替尼联合卡培他滨获得NMPA完全批准适应证：适用于治疗HER2阳性、既往未接受或接受过曲妥珠单抗复发或转移性乳腺癌患者，使用本品前应接受过蒽环类或紫杉类化疗。T-DM1于2021年获批中国晚期二线适应证：赫赛莱单药适用于接受了紫杉烷类联合曲妥珠单抗治疗的HER2阳性，不可切除局部晚期或转移性乳腺癌患者。新型抗体偶联药物（ADC）T-Dxd，在HER2阳性晚期乳腺癌二线治疗中疗效显著超越T-DM1，但2022年尚未在中国获批适应证。

此外，曲妥珠单抗生物类似药汉曲优先于2020年通过NMPA审评审批，获批原研曲妥珠单抗所有适应证；2020年6月，伊尼妥单抗获NMPA批准用于已接受过1个或多个化疗方案的HER2阳性的转移性乳腺癌患者的治疗。

靶向治疗过程中须定期监测心功能（左室射血分数LVEF）及其他不良反应。

（二）CDK4/6抑制剂

2016年起，第三代高选择性CDK4/6抑制剂联合内分泌治疗在HR阳性、HER2阴性进展期乳腺癌（ABC）

的循证证据不断更新，改写HR阳性乳腺癌治疗格局。

1.晚期乳腺癌

CDK4/6抑制剂联合芳香化酶抑制剂（AI）一线治疗的系列研究均使无进展生存（PFS）较单药AI治疗提高了近1倍，且不同CDK4/6抑制剂有相似的风险比获益，部分研究已报告了总生存（OS）获益。对HR+/HER2-晚期乳腺癌，排除内脏危象，CDK4/6抑制剂联合AI成为一线治疗优选方案。阿贝西利、哌柏西利、达尔西利、瑞博西利等CDK4/6抑制剂先后报告了中国人群研究结果，在一线治疗中取得一致性获益。目前，阿贝西利、哌柏西利联合AI在中国获批作为HR阳性、HER2阴性的绝经后晚期或转移性乳腺癌患者的初始内分泌治疗。

AI治疗进展后的内分泌治疗方案中，CDK4/6抑制剂联合氟维司群的二线治疗较单药氟维司群内分泌治疗显著延长PFS及OS，成为无内脏危象的HR+/HER2-晚期乳腺癌二线治疗的优选方案。阿贝西利、达尔西利已获批中国适应证。在临床应用中，不同CDK4/6抑制剂的药物不良反应、药品可及性、用药方式等存在差异，需结合患者情况做个体化选择。

绝经前HR+/HER2-晚期乳腺癌，在卵巢功能抑制（OFS）基础上，可选择绝经后晚期乳腺癌联合治疗方案。

阿贝西利150 mg bid po持续用药。

哌柏西利125 mg qd po服药3周休1周。

达尔西利150 mg qd po服药3周休1周。

瑞博西利600 mg qd po服药3周休1周。

2.辅助强化

HR阳性HER2阴性早期乳腺癌，伴随高复发风险患者，在常规辅助内分泌治疗基础上，联合CDK4/6抑制剂（阿贝西利）辅助强化治疗2年。高危风险乳腺癌界定标准为：≥4枚阳性腋窝淋巴结，或1~3枚阳性腋窝淋巴结，且至少符合以下情况之一：组织学分级3级；肿瘤大小≥5 cm或Ki-67≥20%。阿贝西利获批联合内分泌治疗（他莫昔芬或芳香化酶抑制剂）用于HR阳性、HER2阴性、淋巴结阳性、高复发风险且Ki-67≥20%早期乳腺癌成人患者的辅助治疗。

（三）mTOR抑制剂

mTOR抑制剂依维莫司2012年获FDA批准用于AI治疗失败的绝经后HR+/HER2-晚期乳腺癌患者。2022

年2月10日获国家食品药品监督管理总局（CFDA）批准，在中国新增乳腺癌适应证，与依西美坦联合用于治疗来曲唑或阿那曲唑治疗失败后HR+/HER2-晚期乳腺癌的绝经后患者。

（四）HDAC抑制剂

西达本胺是全球首个获准上市的口服亚型选择性组蛋白去乙酰化酶抑制剂（HDACi），也是第一个取得乳腺癌适应证的HDACi，是我国的原创新药。该适应证于2019年11月29日获批，具体为：联合芳香化酶抑制剂用于激素受体阳性、人表皮生长因子受体-2阴性、绝经后、经内分泌治疗复发或进展的局部晚期或转移性乳腺癌患者。西达本胺联合依西美坦与单用依西美坦相比，可显著延长患者的无进展生存期，在有内脏转移的患者中差异更明显。不良反应大部分患者可以耐受。

三、淋巴及血液系统肿瘤

淋巴及血液系统肿瘤具有高度异质性，病理类型繁多，各型之间的生物学行为、对治疗反应及预后差异较大。近年来，在精准分型指导下，针对细胞表面抗原、免疫检查点、分子信号传导途径和表观遗传突变的靶向药物相继问世，这些新药及与传统化疗间的合理整合，将会使淋巴及血液系统恶性肿瘤的治疗越来越规范化和精准化。

（一）靶向细胞表面抗原

1.单抗

（1）抗CD20单抗

1）利妥昔单抗（Rituximab）是第一个用于肿瘤治疗的单抗，使B细胞非霍奇金淋巴瘤进入免疫化疗时代，极大改善了疗效。利妥昔单抗治疗CD20阳性非霍奇金淋巴瘤，包括弥漫大B细胞淋巴瘤（DLBCL）、滤泡性淋巴瘤（FL）、套细胞淋巴瘤（MCL）、慢性淋巴细胞白血病/小B淋巴细胞淋巴瘤（CLL/SLL）和边缘区淋巴瘤等类型的整个疗程，包括一线治疗、挽救治疗、维持治疗及移植前诱导治疗。

[弥漫大B细胞淋巴瘤]

目前，利妥昔单抗联合CHOP（环磷酰胺、阿霉素、长春新碱、泼尼松）方案（R-CHOP）是最常用一线标准治疗方案。此外，R-miniCHOP、R-CDOP、R-CEOP、R-GCVP用于年龄超过80岁、体质弱或者有基础心脏疾病的患者。R-DA-EPOCH、R-HyperCVAD、R-CODOX-M/R-IVAC等剂量强度较大的方案用于伴有

MYC、BCL-2和/或BCL-6基因重排的高级别B细胞淋巴瘤，原发纵隔大B细胞淋巴瘤（PMBL）等特殊类型。复发难治性患者的治疗仍然采用以利妥昔单抗与CHOP无交叉耐药的二线方案的联合治疗，包括R-ICE、R-DHAP、R-GDP、R-ESHAP、R-GEMOX、R^2方案等。

[滤泡淋巴瘤]

放疗基础上加用利妥昔单抗单药或联合化疗可改善Ⅰ—Ⅱ期FL的无失败生存（FFS）和PFS。Ⅲ—Ⅳ期有治疗指征患者，利妥昔单抗联合化疗（R-CVP、R-CHOP、BR）是常用的标准治疗方案，利妥昔单抗与来那度胺（R^2）的无化疗方案也是可选择治疗方案。利妥昔单抗单药，或联合烷化剂（如苯丁酸氮芥、环磷酰胺）用于老年和体质弱患者。

对高肿瘤负荷或FLIPI高危者，一线治疗后获缓解，用利妥昔单抗维持治疗（每8~12周一次，持续2年）能改善PFS，提高生活质量，但不能延长OS。初治用利妥昔单药治疗（每周一次，连续4次）患者，每8周进行一次巩固治疗，可延长无事件生存期（EFS）。对BR（苯达莫司汀+利妥昔单抗）方案一线治疗后取得CMR或者MRD阴性的患者，目前FOLL12研究证据同样支持

2年的利妥昔单抗维持治疗能够给患者带来更佳的PFS。

对于复发难治性FL患者，根据患者缓解时间以及一线治疗方案，可选择利妥昔单抗联合与一线方案无交叉耐药的化疗方案、来那度胺以及治疗DLBCL包括利妥昔单抗在内的二线方案。一线治疗后获2年以上长期缓解且无转化的复发患者，包含利妥昔单抗原免疫化疗方案也可重新使用，但不建议再次应用BR方案。

［慢性淋巴细胞白血病/小淋巴细胞淋巴瘤］

有治疗指征的初治CLL/SLL患者，推荐利妥昔单抗单药或与其他药物联合应用。无del（17p）/TP53基因突变：伴严重并发症且体弱者可应用苯丁酸氮芥+利妥昔单抗，维奈克拉+利妥昔单抗，甲强龙冲击+利妥昔单抗或利妥昔单抗单药；≥65岁或伴严重并发症可用BR，甲强龙冲击+利妥昔单抗或利妥昔单抗单药；<65岁或不伴并发症可选用FCR（氟达拉滨、环磷酰胺、利妥昔单抗）（尤其是伴IgHV突变的患者）、FR（氟达拉滨、利妥昔单抗）、BR或维奈克拉联合利妥昔单抗治疗。有del（17p）/TP53基因突变：可选择维奈克拉+利妥昔单抗，甲强龙冲击+利妥昔单抗治疗。复发难治患者，利妥昔单抗联合维奈克拉、来那度胺、苯达莫司汀、苯丁酸氮

芥，或甲强龙冲击治疗可用于二线及后续治疗。

［套细胞淋巴瘤］

MCL的一线治疗，需要根据患者是否可以接受移植进行分层，适合移植的患者推荐以利妥昔单抗联合大剂量阿糖胞苷方案，如R-DHA（利妥昔单抗+地塞米松+阿糖胞苷）+铂类（卡铂或顺铂或奥沙利铂），R-CHOP/R-DHAP交替，R-大剂量CHOP/R-大剂量阿糖胞苷、R-HyperCVAD等方案作为诱导治疗，达到CR或PR后进行自体干细胞移植，能进一步提高有效率及生存期。对不能接受移植治疗或体弱的患者，BR、R-CHOP、VA-CAP（硼替佐米、利妥昔单抗、环磷酰胺、阿霉素、强的松）、R-BAC500（利妥昔单抗、阿糖胞苷、苯达莫司汀）为常用方案。利妥昔单药可作为诱导治疗后或自体造血干细胞移植后维持治疗。复发难治患者，多应用伊布替尼、维奈托克、来那度胺联合利妥昔单抗方案治疗或者CAR-T细胞治疗。

值得注意的是应用利妥昔单抗也会出现耐药，是指含利妥昔单抗方案治疗过程中未缓解，或在治疗后6个月内出现复发或进展。

2）奥妥珠单抗（Obinutuzumab）是一种糖基化新型

Ⅱ型人源化抗CD20单抗，与利妥昔单抗相比，具有更强ADCC、ADCP和细胞毒性作用，而CDC作用较弱。目前主要用于FL和CLL/SLL治疗。

对初治Ⅲ—Ⅳ期FL患者，采用奥妥珠单抗联合化疗（CVP，CHOP，苯达莫司汀）相对于利妥昔单抗联合化疗能够延长患者PFS，3~5级不良事件略增多。奥妥珠单抗联合来那度胺也是一线可选方案。一线治疗后获得缓解者，采用奥妥珠单抗维持治疗（每8周一次，共12次）可延长PFS。对利妥昔单抗耐药者，可选择奥妥珠单抗为基础的免疫化疗如GB方案，及与来那度胺联合的方案。

对一线治疗有指征的CLL/SLL患者，无del（17p）/TP53基因突变且伴严重并发症及体弱者可用奥妥珠单抗联合维奈托克，伊布替尼，苯丁酸氮芥或奥妥珠单抗单药；≥65岁或伴严重并发症可用奥妥珠单抗联合维奈托克，苯达莫司汀，伊布替尼，苯丁酸氮芥或奥妥珠单抗单药；<65岁或不伴并发症的患者可用奥妥珠单抗联合苯达莫司汀或维奈托克方案治疗；有del（17p）/TP53基因突变者可选择维奈托克+奥妥珠单抗方案或奥妥珠单药治疗。

（2）抗CD38单抗：达雷妥尤单抗（Daratumumab）有广谱控瘤活性，靶向结合多发性骨髓瘤细胞表面高表达的跨膜胞外酶CD38分子，通过多种机制诱导肿瘤细胞快速死亡。目前单药或与来那度胺和地塞米松联合或与硼替佐米和地塞米松联合用于治疗既往至少接受过一线治疗的MM成年患者。

2.双特异性抗体

（1）贝林妥欧单抗（Blinatumomab）是全球首款上市的CD19/CD3双特异性抗体，能与B细胞表面表达的CD19和T细胞表面表达的CD3结合，从而激活内源性T细胞，使其定向溶解CD19+细胞，实现瘤细胞杀伤。目前用于治疗成人复发或难治性前体B细胞急性淋巴细胞白血病，以及儿童复发或难治性CD19阳性前体B细胞急性淋巴细胞白血病。

（2）Mosunetuzumab是CD20 /CD3双特异性抗体，通过同时结合恶性B细胞表面CD20和T细胞表面CD3，双重靶向激活和重新定向内源性T细胞，向B细胞内释放毒性蛋白消除恶性B细胞。目前已在欧盟上市，用于治疗接受过至少两次全身治疗的复发难治性FL，获得缓解患者的中位反应持续时间（mDOR）为22.8个月，

ORR为80%。最常见不良事件是细胞因子释放综合征（CRS），通常为低级别。

（3）Glofitamab是一种新的“2∶1”结构形式的CD20xCD3 T细胞结合双特异性抗体，具有2个结合CD20的Fab区和1个结合CD3的Fab区。单药治疗复发难治性DLBCL患者CRR为39.4%，ORR为51.6%。主要不良反应为CRS、中性粒细胞减少、发热、贫血和血小板减少。大多数CRS为低级别。

3.抗体-药物偶联物（ADC）

（1）CD22抗体-药物偶联物：奥加伊妥珠单抗（Ogaiituzumab）是一种靶向CD22的抗体-药物偶联物（ADC），用于复发或难治性前体B细胞急性淋巴细胞性白血病（ALL）成年患者。

（2）CD30抗体-药物偶联物：维布妥昔单抗（Brentuximab vedotin，BV）是一种抗体偶联药物，由抗CD30单抗和一种抗微管药物甲基澳瑞他汀E（MMAE）偶联而成，通过选择性与CD30阳性细胞结合、细胞内化及释放MMAE诱导细胞凋亡。

对CD30阳性初治外周T细胞淋巴瘤（PTCL）患者，推荐BV+CHP（环磷酰胺、多柔比星、泼尼松）方案，但不同病理亚型临床获益有明显差异，约60%的系统性间变性大细胞淋巴瘤（sALCL）患者可获持续缓解，而血管免疫母细胞T细胞淋巴瘤（AITL）和外周T细胞淋巴瘤非特指型（PTCL-NOS）患者预后无明显改善。BV单药是CD30阳性复发难治性PTCL或既往经治的CD30阳性的原发性皮肤间变性大T细胞淋巴瘤（pcALCL）或蕈样霉菌病（MF）患者挽救治疗方案。sALCL患者的CR率高达66%，提示BV单药可能成为sALCL治愈性治疗选择。

BV单药也是复发难治性经典霍奇金淋巴瘤（cHL）二线及以上治疗的安全有效选择，对既往BV治疗后出现CR或PR患者再使用仍然有效。BV单药、联合化疗或免疫检查点抑制剂可考虑作为复发难治性cHL挽救治疗，使其有机会接受ASCT。BV单药维持也用于复发或进展高风险cHL患者接受ASCT后巩固治疗。对初治Ⅲ—Ⅳ期cHL患者可考虑BV+AVD方案，相对于经典的ABVD方案能够在PFS和OS方面获益。

BV目前尚未获批CD30阳性B细胞淋巴瘤的治疗，对不适合移植、二线及以上治疗的CD30阳性DLBCL患者可考虑应用BV；对PMBL患者可选择BV联合PD-1

单抗。

BV联合化疗最常见不良反应是感染和中性粒细胞减少症，因此建议所有联合化疗患者行粒细胞集落刺激因子（G-CSF）一级预防。导致BV停药最常见的不良反应是周围神经病变，是BV累积暴露典型效应，大部分患者中可逆。

（3）CD79b抗体-药物偶联物：Polatuzumab vedotin是一款抗CD79b抗体偶联药物。CD79b在大多数B细胞中特异性表达，Pola能与CD79b蛋白特异性结合释放化疗药物破坏B细胞。

Pola-R-CHP可作为未治疗DLBCL患者一线方案，CR为77%，与R-CHOP相比，疾病进展或死亡风险降低27%。Pola-BR被批准用于不符合自体干细胞移植的复发难治性DLBCL患者，对多线复发DLBCL患者，依然可获得PET-CT评估CR。骨髓中大部分细胞和神经细胞上都无CD79b表达，Pola特异性CD79b靶向作用可规避MMAE毒副反应，使安全性得到保证。Pola通常与化疗联合，因此建议预防性使用G-CSF。另外Pola联合方案也可考虑用于其他B细胞NHL（FL、MCL）的治疗。

（二）靶向信号转导通路

1.布鲁顿酪氨酸激酶抑制剂

（1）伊布替尼为第一代BTK抑制剂，与BTK的481位半胱氨酸位点共价结合并使其失活。目前用于CLL/SLL、复发难治性MCL以及华氏巨球蛋白血症患者的治疗。值得注意的是，伊布替尼会出现脱靶效应，从而导致出血、感染、房颤、皮疹、腹泻、高血压等不良反应，且发生率较高。

CLL/SLL：初治患者有治疗指征时，无论del（17p）/TP53基因突变状态如何，伊布替尼均为首选。此外，无论del（17p）/TP53基因突变患者也可用伊布替尼+奥妥珠单抗治疗，也可作为一线治疗缓解后维持治疗及复发难治后的二线治疗。

MCL：伊布替尼单药或联合利妥昔单抗（IR）为复发难治性MCL首选方案，伊布替尼联合利妥昔单抗、来那度胺（R^2）也可作为复发难治性套细胞淋巴瘤治疗选择。

华氏巨球蛋白血症：伊布替尼单药或者IR方案可作为一线治疗。

（2）泽布替尼是国产口服BTK抑制剂，与伊布替尼相同，在BTK活性Cys481位点形成不可逆共价键，靶点选择性更强且脱靶效应减低。对于CLL/SLL，无论del（17p）/TP53基因突变状态如何，泽布替尼均可作为一线及复发难治首选治疗。对于MCL，泽布替尼可作为复发难治后首选治疗。对于华氏巨球蛋白血症，泽布替尼可作为一线治疗。

（3）奥布替尼是国产不可逆共价结合的BTK抑制剂，较第一代BTK抑制剂结构更优化，激酶选择性更佳，降低了脱靶效应。目前主要作为CLL/SLL一线及复发难治患者的治疗和复发难治MCL首选治疗。

2.PI3K抑制剂

磷脂酰肌醇-3-激酶（PI3K）包括p110α、p110β、p110γ和p110δ四种催化亚基，PI3Kδ优先在白细胞上表达，参与淋巴细胞免疫功能调控，被认为是血液系统恶性肿瘤的理想靶点。FDA已批准4款PI3K抑制剂用于治疗复发难治性NHL，包括Idelalisib、Copanlisib、Duvelisib和Umbralisib。

（1）Idelalisib是一种PI3Kδ抑制剂，联合利妥昔单抗治疗复发难治性CCL，作为单药治疗复发难治性FL和SLL，在惰性NHL（包括FL、SLL和MZL）整体ORR为

57%。Idelalisib联合治疗（奥妥珠单抗、苯达莫司汀或来那度胺）可提高治疗反应率和持续缓解时间。但由于存在肠炎、肺炎及可能致命的肝脏问题，美国已撤销FL和SLL的2个适应证。

（2）度维利塞（Duvelisib）是一款PI3Kδ/γ双重抑制剂，获批治疗复发难治性CLL/SLL、FL患者，度维利塞单药或者联合罗米地辛可考虑作为复发难治性PTCL挽救治疗。PI3Kδ抑制剂普遍存在免疫介导毒性，因DUO研究中有13名患者（14%）死于不良反应，FDA反对批准CLL/SLL的适应证。目前进行的TEMPO研究正探索度维利塞间歇性给药模式，既可保持持续的控瘤免疫又可降低药物毒性。

3.蛋白酶体抑制剂

（1）硼替佐米（Bortezomib）是一种具有选择性、可逆性的蛋白酶体抑制剂。以VR-CAP方案（硼替佐米、利妥昔单抗、环磷酰胺、多柔比星、泼尼松）作为一线方案治疗不适合自体干细胞移植的MCL患者。硼替佐米为基础的三联疗法可作为初治MM患者一线治疗，如硼替佐米、来那度胺、地塞米松（RVd），硼替佐米、阿霉素、地塞米松（PAD），硼替佐米、沙利度胺、地塞米松（BTD），其中RVd为首选方案。

（2）卡非佐米（Carfilzomib）属于第2代蛋白酶体抑制剂，可选择性、不可逆性共价结合20S蛋白酶体的糜蛋白酶样活性位点，对蛋白酶体的抑制率比硼替佐米更强。卡非佐米、来那度胺联合地塞米松（KRd）为初治适合干细胞移植MM患者的首选方案，以及不适合干细胞移植者的可选方案。

（3）伊沙佐米（Ixazomib）是第一种能克服硼替佐米耐药和副作用的口服蛋白酶体抑制剂。伊沙佐米、来那度胺、地塞米松（IRd）可作为初治MM患者的一线治疗方案。

4. 酪氨酸激酶抑制剂（Tyrosine kinase inhibitor，TKI）

（1）伊马替尼：一种2-苯胺嘧啶衍生物，能特异性阻断ATP在ABL激酶上的结合位点，使酪氨酸残基不能磷酸化，从而抑制BCR-ABL阳性细胞的增殖。目前用于治疗费城染色体阳性的慢性髓系白血病（Ph+CML）慢性期、加速期或急变期；联合化疗治疗新诊断费城染色体阳性的急性淋巴细胞白血病（Ph+ALL）儿童患者；用于治疗复发或难治性Ph+ALL成人患者。

(2）达沙替尼：抑制如BCR-ABL、Src激酶家族、c-kit和PDGFR等多种酪氨酸激酶，还可透过血脑屏障，用于治疗对伊马替尼耐药或不耐受的Ph+CML慢性期、加速期和急变期（急粒变和急淋变）成年患者；初治Ph+CML慢性期成人患者；对既往治疗耐药或不耐受的Ph+ALL患者；1岁及以上Ph+的CML慢性期儿童患者；联合化疗治疗1岁以上初治Ph+ALL儿科患者。

(3）尼罗替尼：与伊马替尼相比，尼罗替尼对BCR-ABL亲和力更高，对BCR-ABL激酶活性的抑制作用为伊马替尼的20~30倍，但不能透过血脑屏障。用于既往治疗（包括伊马替尼）耐药或不耐受的Ph+CML慢性期或加速期成年患者、初治Ph+ML慢性期成人患者、2岁以上儿童慢性髓系白血病。

(4）普纳替尼：第三代TKI，适用于难治性CML患者，尤其是T315I突变患者。尽管第一代、二代TKI改善了CML及Ph+ALL患者的临床结局，但一些BCR-ABL突变患者仍出现耐药现象，尤其是T315I突变。普纳替尼能克服BCR-ABL突变患者耐药，在加速期CML、急变期CML和Ph+急淋患者中，普纳替尼的主要血液学反应率分别为55%、31%和41%。

（5）奥雷巴替尼抑制BCR-ABL酪氨酸激酶及下游蛋白STAT5和Crkl的磷酸化，诱导BCR-ABL阳性、BCR-ABL T315I突变型细胞株的细胞周期阻滞和凋亡，适用于伴有T315I突变的慢性髓细胞白血病慢性期或加速期的成年患者。

（三）表观遗传学

1.去甲基化药物

去甲基化药物（HMA）主要包括阿扎胞苷（Azacitidine，AZA）和地西他滨（Decitabine，DAC）。5-AZA被批准用于治疗骨髓增生异常综合征（MDS）、急性髓系白血病（AML）和慢性髓细胞白血病。DAC适用于已经治疗、未经治疗、原发性和继发性MDS。

目前5-AZA和DAC并未获批淋巴瘤相关适应证，但对伴TET2、IDH1/2和DNNMT3A等表观遗传性突变的髓系肿瘤效果良好。对初治PTCL，尤其是PTCL-TFH患者（CR率88.2%），可考虑5-AZA联合CHOP的方案。5-AZA联合HDAC抑制剂（罗米地辛或西达本胺）的双表观方案在复发难治性PTCL-TFH患者中也取得了显著疗效。

DAC联合PD-1单抗（卡瑞利珠单抗）可以考虑作

为复发难治性-cHL挽救治疗，尤其对于PD-1单抗治疗失败的患者，联合治疗可再次获得缓解。

2.EZH2抑制剂

他泽司他（Tazemetostat）是首个获批的组蛋白甲基转移酶（EZH2）抑制剂，适用于不可切除的转移性或局部晚期上皮样肉瘤（ES）和EZH2突变阳性复发或难治性FL患者。对于EZH2突变型和野生型FL患者，ORR为69%和35%，CR率为13%和4%，最常见的3级以上的不良事件为血小板减少。目前，他泽司他正被开发用于多种类型淋巴瘤（DLBCL、FL）的治疗。

3.HDAC抑制剂

HDAC抑制剂分为特异HDAC亚型选择性抑制剂，如西达本胺、罗米地辛；非选择性泛HDAC抑制剂，如贝利司他和伏立诺他，前三种批准用于复发难治性PTCL，后一种批准用于皮肤T细胞淋巴瘤（CTCL）。

（1）西达本胺：对于低危复发难治PTCL患者推荐西达本胺单药，中、高危患者推荐西达本胺联合治疗方案（PD-1单抗、来拿度胺、ICE等）。对未经治的PTCL患者，尤其是AITL亚型，西达本胺联合方案（CHOP或PET）显示出较好疗效，对不能耐受化疗的老年患者，也可考虑西达本胺单药。

（2）罗米地辛：单药或联合治疗（普拉曲沙、度维利塞或5-AZA）在复发难治性PTCL中均有疗效，单药中位DOR长达28个月。罗米地辛用于既往接受过≥1线治疗的CTCL患者，ORR达34%，中位DOR达到15个月，皮肤瘙痒是最常见的不良反应，但92%的患者未经治疗就得到缓解。

（四）其他

1.核输出蛋白抑制剂

塞利尼索（Selinexor）是全球首款且唯一一款口服型核输出蛋白1（XPO1）抑制剂。塞利尼索抑制XPO1导致抑癌蛋白在细胞核内积聚，使得c-myc、cyclin D1等癌蛋白减少，导致细胞周期阻滞和癌细胞凋亡。塞利尼索与地塞米松（Sd方案）联用治疗复发难治性MM患者，ORR达到29.3%，OS达13.2个月。塞利尼索获批治疗复发难治性DLBCL患者，ORR为28%，CR为12%，其中CR患者的mDOR长达23个月。

2.IDH1抑制剂

艾伏尼布（Ivosidenib）是一种靶向异柠檬酸脱氢酶-1（IDH1）突变的口服小分子抑制剂，降低IDH1突变肿瘤模型中2-羟基戊二酸（2-HG）水平，解除因IDH1突变引起的成髓细胞分化阻断。在携带易感IDH1突变的成人复发难治性AML中国患者中，艾伏尼布的CR和伴部分血液学恢复的完全缓解率（CRh）为36.7%，12个月的CR+CRh的持续缓解率为90.9%，获批用于治疗IDH1突变的成人复发难治性AML患者。

四、食管鳞癌

晚期食管鳞癌治疗以化疗及化疗联合免疫治疗为主，目前尚无分子靶向药物获批晚期食管鳞癌适应证。针对EGFR相关临床研究进展缓慢，目前以失败告终。针对抗血管生成药物，已有研究探索了安罗替尼或阿帕替尼二线用于食管鳞癌，但是单药疗效仅有5%~10%，生存时间提高有限。

五、胃癌

胃癌靶向用药目前进入临床实践的仅有抗HER-2药物和抗血管生成药物，尚缺乏其他有效分子靶向药物。晚期胃癌患者用药需检测Her-2状态，对Her-2阳性患者可选用曲妥珠单抗联合化疗；无相关分子标志物者可行二线化疗，或联合抗血管生成药物。

（一）抗HER2靶向治疗

1.曲妥珠单抗

（1）一线治疗：曲妥珠单抗联合化疗可用于不可切除局部进展期、晚期及复发转移的HER-2阳性胃癌的一线治疗。其中优先推荐曲妥珠单抗联合氟尿嘧啶/卡培他滨+奥沙利铂/顺铂；次级推荐曲妥珠单抗+奥沙利铂/顺铂+替吉奥或曲妥珠单抗联用除蒽环类以外的一线化疗方案；还可选用曲妥珠单抗联合帕博利珠单抗+氟尿嘧啶/卡培他滨+奥沙利铂/顺铂。

（2）二线治疗：一线未使用过曲妥珠单抗的晚期HER-2阳性患者，二线治疗可用曲妥珠单抗联合化疗，一线铂类治疗失败者可用曲妥珠单抗联合紫杉醇。

2.抗体偶联药物

维迪西妥单抗用于晚期不可切除或合并远处转移且HER-2阳性（免疫组化2+或3+）的患者三线及后线治疗。维迪西妥单抗和DS-8201针对曲妥珠单抗治疗失败的晚期HER2阳性胃癌患者显示良好的肿瘤缓解率和生存获益。

（二）抗血管靶向药物

1. 雷莫芦单抗

单药可用于不可切除局部进展期、晚期及复发转移胃癌患者的二线治疗，优先推荐雷莫芦单抗与紫杉醇联用。

2. 阿帕替尼

用于晚期不可切除或合并远处转移且无相关分子标志物的胃或食管胃结合部腺癌的三线及以后治疗。

（三）其他靶向药物

恩曲替尼、拉罗替尼用于NTRK基因融合阳性晚期患者二线及以上治疗。

六、结直肠癌

（一）抗血管靶向药物

1. 贝伐珠单抗

（1）一线治疗

1）对于适合强烈治疗RAS及BRAF野生型的潜在可切除转移性结直肠癌患者：若原发于右侧结肠，可优先推荐贝伐珠单抗联合化疗（FOLFIRI或FOLFOX或CAPEOX），或FOLFOXIRI±贝伐珠单抗；若原发于左侧结直肠，该方案作为次级推荐。而对于RAS或BRAF突变型，无论原发部位，该方案都作为优先推荐。

2）对于适合强烈治疗的MSS或MSI-L/pMMR型的RAS及BRAF野生型的姑息组患者：若原发于右侧结肠，可优先推荐贝伐珠单抗联合化疗（FOLFIRI或FOLFOX或CAPEOX），或FOLFOXIRI±贝伐珠单抗；若原发于左侧结直肠，该方案作为次级推荐。而对于RAS或BRAF突变型，无论原发部位，该方案都作为优先推荐。对于此类不适合强烈治疗的患者，可行氟尿嘧啶单药±贝伐珠单抗或者减量的两药化疗±贝伐珠单抗。

（2）二线及后线治疗：贝伐珠单抗联合化疗用于MSS或MSI-L/pMMR型，无论RAS和BRAF状态的初始不可切除转移性结肠癌患者的二线及以上治疗。

2.雷莫芦单抗

FOLFIRI或伊立替康±雷莫芦单抗可用于一线治疗疾病进展且未使用过伊立替康的患者。

3.瑞戈非尼和呋喹替尼

可用于既往接受过以奥沙利铂和/或伊立替康治疗，或抗VEGF和抗EGFR靶向药物治疗失败后转移性结肠癌的姑息三线治疗。以中国为主的亚洲临床研究CONCUR证明瑞戈非尼生存期延长较西方人群更有优势。

（二）抗EGFR靶向药物

1. 西妥昔单抗

（1）一线治疗

1）对于适合强烈治疗RAS及BRAF野生型的潜在可切除转移性结直肠癌患者：若原发于左侧结直肠，可优先推荐西妥昔单抗+（FOLFOX或FOLFIRI）；若原发于右侧结肠，该作为次级推荐。

2）对于适合强烈治疗的MSS或MSI-L/pMMR型的RAS及BRAF野生型的姑息组患者，若原发于左侧结直肠，可优先推荐（FOLFOX或FOLFIRI）±西妥昔单抗；若原发于右侧结肠且对于贝伐珠单抗有禁忌者，西妥昔单抗联合化疗作为次级推荐。对于此类不适合强烈治疗且原发于左半结直肠癌的患者，可行西妥昔单药或者减量的两药化疗联合西妥昔单抗治疗。

（2）二线及后线治疗：西妥昔单抗联合化疗也可用于已接受一线化疗MSS或MSI-L/pMMR型且RAS和BRAF为野生型初始不可切除转移性结肠癌的姑息二线及以上治疗。

近年有较多回顾性研究数据表明对于RAS基因野生型的患者，抗EGFR单抗（西妥昔单抗）的疗效与肿瘤部位存在明显的相关性，暂未观察到抗VEGF单抗（贝伐珠单抗）的疗效与部位存在明显关联。比较化疗联合贝伐珠单抗或西妥昔单抗的头对头随机对照研究的回顾性亚组分析数据显示：在左侧结直肠癌，西妥昔单抗在ORR和总生存上均优于贝伐珠单抗；而在右侧结肠癌，西妥昔单抗虽然在客观有效率上可能存在一定优势，但在总生存上不如贝伐珠单抗。

（三）抗HER2靶向治疗

中国尚缺少HER2扩增结直肠癌相关抗HER2靶向治疗数据，指南推荐曲妥珠单抗+联合帕妥珠单抗或拉帕替尼用于HER2扩增晚期结直肠癌三线治疗。

（四）BRAF抑制剂

在BRAF V600E突变阳性肿瘤的二线治疗中，有3期证据表明靶向治疗的疗效优于FOLFIRI。目前指南推荐如下。

1）维莫非尼+西妥昔单抗+化疗可用于RAS野生型、BRAF V600E突变的转移性结肠癌患者的姑息二线以及二线以后治疗。

2）达拉非尼（Dabrafenib）+西妥昔单抗±曲美替尼可用于RAS野生型、BRAF V600E突变转移性结肠癌患者的二线及二线以后治疗。

七、肝癌

目前临床上常用的治疗肝细胞癌的靶向药物主要是肿瘤血管生成抑制剂，包括抗VEGF/VEGFR单抗及抗VEGFR小分子多靶点抑制剂。多项免疫检查点抑制剂联合抗血管生成药物一线治疗晚期肝癌的临床研究正在开展之中。

（一）抗血管靶向药物

1.贝伐珠单抗

对于肝功能Child-Pugh A级或较好B级（≤7分）晚期肝癌患者，贝伐珠单抗联合阿替利珠单抗可作为一线治疗推荐，联合治疗的中位生存时间和PFS较索拉非尼明显延长，联合治疗的中位生存时间达到19.2个月，疾病进展风险降低41%；贝伐珠单抗生物类似物（达攸同）联合信迪利单抗也可作为该类患者的一线治疗推荐。

2.雷莫西尤单抗

推荐用于甲胎蛋白（AFP）≥400 ng/mL和肝功能Child-Pugh A级或较好B级（≤7分）晚期肝癌二线治疗。

3.索拉非尼

对于肝功能Child-Pugh A级或较好的B级（≤7分）晚期肝癌患者，索拉非尼或者索拉非尼联合奥沙利铂为主的化疗可作为一线治疗的推荐；对于既往未使用过索拉非尼联合奥沙利铂为主的化疗方案的患者，可考虑将此系统化疗方案作为二线治疗。

4.仑伐替尼

单药或者联合帕博利珠单抗/纳武利尤单抗可作为肝功能Child-Pugh A级或较好的B级（≤7分）晚期肝癌一线治疗推荐。仑伐替尼相比索拉非尼在mOS（15.0个月vs10.2个月）和mPFS（9.2个月vs3.6个月）上均获优势；仑伐替尼联合帕博利珠单抗取得更优的疗效，ORR达46.3%，mPFS为9.7个月，mOS高达20.4个月。仑伐替尼也可作为肝功能Child-Pugh A级晚期肝细胞癌患者二线治疗。

5.多纳非尼

可作为肝功能Child-Pugh A级或较好的B级（≤7分）晚期肝癌一线治疗推荐，与索拉非尼相比，多纳非尼能够显著延长晚期肝细胞癌的OS，且具有更好的安全性和耐受性。

6.阿帕替尼

对于肝功能Child-Pugh A级或较好的B级（≤7分）晚期肝癌，阿帕替尼联合卡瑞利珠单抗可作为一线治疗，对于既往使用过奥沙利铂为主的方案者，阿帕替尼单药或联合卡瑞利珠单抗也可作为二线治疗推荐。

7.瑞戈非尼

可作为肝功能Child-Pugh A级或较好的B级（≤7分）晚期肝癌的二线治疗，mOS均大于10个月。

（二）其他靶向药物

拉罗替尼和恩曲替尼适用于NTRK基因融合阳性肝细胞癌患者。

八、胆道癌

胆管癌常见突变类型包括FGFR、IDH1、IDH2、BRAF、HER-2等。目前已获批适应证的靶向治疗药物有：NTRK抑制剂、IDH1靶向药物、FGFR2靶向药物等。

（一）NTRK抑制剂

拉罗替尼、恩曲替尼可作为NTRK基因融合阳性并可耐受强烈化疗的晚期胆道癌患者一线治疗，也可考虑用于NTRK基因融合阳性胆道癌患者后续治疗选择。

（二）FGFR2抑制剂

佩米替尼片、英菲格拉替尼可作为PS≤1且FGFR2融合或重排晚期胆道癌二线治疗。

（三）IDH1突变抑制剂

艾伏尼布可考虑作为IDH1突变晚期胆道癌二线治疗。

九、胰腺癌

胰腺癌目前临床上已经获批的靶向治疗药物有：表皮生长因子受体抑制剂、针对BRCA1/2突变的PARP抑制剂以及NTRK基因融合靶向抑制剂等。

（一）抗EGFR靶向药物

1）吉西他滨联合厄洛替尼用于不可手术切除晚期或者转移性胰腺癌一线治疗。

2）吉西他滨联合尼妥珠单抗可作为KRAS野生型的转移性胰腺癌一线治疗。

（二）PARP抑制剂

在BRCA1/2胚系突变转移性胰腺癌中，对治疗≥16周含铂类方案后仍无疾病进展，考虑奥拉帕利维持治疗；POLO研究结果显示将奥拉帕利用于一线铂类化疗无进展后的维持治疗，PFS从3.8个月延长至7.4个月。

（三）NTRK抑制剂

NTRK融合基因占胰腺癌人群的0.34%左右，拉罗替尼、恩曲替尼可作为NTKR基因融合阳性全身状况差的转移性胰腺癌的一线治疗或者局部晚期/远处转移性胰腺癌的后续治疗方案。

十、头颈肿瘤

抗EGFR靶向治疗

1.非鼻咽癌

（1）术后辅助治疗：西妥昔单抗联合多西他赛可用于术后顺铂不耐受，且有阳性切缘和/或界外扩散的头颈肿瘤（非鼻咽癌）全身治疗。

（2）局部晚期头颈部肿瘤治疗（非鼻咽癌）

1）放疗联合西妥昔单抗可作为局部晚期口腔癌。但对于HPV阳性口腔癌，放疗联合顺铂显著优于放疗联合西妥昔单抗。

2）放疗联合西妥昔单抗可治疗局部晚期喉癌和下咽癌患者（T1-2N1-3/T3任何N、原发灶分期T4且无法手术）。

3）使用诱导化疗后肿瘤达到CR或PR的喉癌和下咽癌患者，推荐后续行单纯放疗或同期联合西妥昔单抗治疗，否则接受全喉切除术。

（3）复发/转移性头颈部鳞癌（非鼻咽癌）

1）西妥昔单抗联合化疗（顺铂/卡铂+5-FU，顺铂+多西他赛或顺铂/卡铂+紫杉醇）可作为远处转移性患者一线治疗。TPEx方案（顺铂联合多西他赛的基础上联合西妥昔单抗）与EXTREME方案（铂类联合5-FU的化疗基础上联合西妥昔单抗）疗效类似，但毒性小且耐受性更好。对于无法耐受联合化疗的远处转移性患者，可选择西妥昔单抗联合顺铂或西妥昔单抗联合紫杉醇作为一线治疗。

2）西妥昔单抗同样适用于一线没有使用过该药或PS评分不佳的远处转移患者的二线或挽救治疗。

3）西妥昔单抗每周一次+同步放疗可用于诱导治疗后的全身治疗。

2.鼻咽癌

放疗联合西妥昔单抗/尼妥珠单抗可作为局部晚期鼻咽癌的治疗，西妥昔单抗联合卡铂可用于复发性、无法切除或转移性鼻咽癌。

十一、肾癌

肾细胞癌简称肾癌，目前靶向药物主要用于透明细胞型肾癌。转移性透明细胞型肾癌根据MSKCC或IMDC预后模型分为低危、中危、高危，相应人群具有不同的生物学特点，需要分层治疗，低危更适合靶向治疗，而中高危治疗难度大，可能需要联合免疫治疗。

（一）抗血管靶向药物

目前国内临床获批治疗肾癌的靶向药物主要是靶向血管生成多靶点TKI，如舒尼替尼、培唑帕尼、索拉非尼以及阿昔替尼。国外已批准用于晚期肾癌TKI还有卡博替尼、仑伐替尼、安罗替尼和伏罗尼布。

1.透明细胞型晚期肾癌患者的一线治疗

（1）舒尼替尼可作为Ⅲ期透明细胞型并具高复发风险肾癌患者的术后辅助治疗，主要基于S-TRAC试验中证实的DFS获益。

（2）对转移性或不可切除性透明细胞型肾癌低危患者，舒尼替尼、培唑帕尼、索拉非尼、阿昔替尼、阿昔替尼联合帕博利珠单抗、仑伐替尼联合帕博利珠单抗、阿昔替尼联合阿维鲁单抗、卡博替尼联合纳武利尤单抗均可作为一线治疗。其中，舒尼替尼、培唑帕尼、索拉非尼用于晚期肾癌ORR为30%~32%，PFS为9.1~11.1个月，而帕博利珠单抗联合阿昔替尼疗效更佳，mPFS达到15.1个月，ORR达到59.3%。

（3）对转移性或不可切除性透明细胞型肾癌中危和高危患者，舒尼替尼、培唑帕尼、索拉非尼、阿昔替尼联合帕博利珠单抗、仑伐替尼联合帕博利珠单抗、卡博替尼联合纳武利尤单抗、阿昔替尼联合阿维鲁单抗、安罗替尼、卡博替尼可作为一线治疗药物。

2.透明细胞型晚期肾癌二线治疗

（1）对TKI治疗失败的转移或不可切除透明细胞型肾癌，阿昔替尼、仑伐替尼联合依维莫司、舒尼替尼、培唑帕尼、索拉非尼、卡博替尼、阿昔替尼联合帕博利珠单抗、阿昔替尼联合阿维鲁单抗、伏罗尼布联合依维莫司、仑伐替尼联合帕博利珠单抗可作为二线治疗。阿昔替尼用于晚期一线治疗失败后的肾癌患者，mPFS达6.7个月，mOS为20.1个月。仑伐替尼联合依维莫司治疗抗VEGF治疗进展后转移性肾癌患者，mPFS达14.6个月，mOS为25.5个月。

（2）对于免疫联合治疗失败的转移性或不可切除肾癌患者，优先推荐临床研究，卡博替尼、舒尼替尼、培唑帕尼、仑伐替尼联合依维莫司、仑伐替尼联合帕博利珠单抗、索拉非尼、伏罗尼布联合依维莫司可作为二线治疗药物。

对于既往接受过免疫治疗的晚期肾癌常规治疗失败后的患者，仑伐替尼联合帕博利珠单抗治疗ORR达到55.8%，mPFS为12.2个月。

3.透明细胞型晚期肾癌后线治疗

（1）对既往一、二线均为TKI治疗失败转移性或不可切除性透明细胞型肾癌，优先推荐临床研究，阿昔替尼联合帕博利珠单抗、仑伐替尼联合帕博利珠单抗、卡博替尼是后线治疗推荐。

（2）对既往接受靶向治疗与免疫治疗失败转移性或不可切除性晚期透明细胞型肾癌，推荐临床研究，依维莫司可作为治疗推荐。

4.非透明细胞型晚期肾癌患者的全身治疗

（1）对乳头状肾细胞癌、嫌色细胞癌、未分类肾细胞癌等非透明细胞癌，推荐临床研究，舒尼替尼、卡博替尼、仑伐替尼联合依维莫司、培唑帕尼、阿昔替尼、索拉非尼、卡博替尼联合纳武利尤单抗、阿昔替尼/仑伐替尼联合帕博利珠单抗、依维莫司/厄洛替尼联合贝伐珠单抗联合可作为治疗选择。

（2）对集合管癌、髓样癌，推荐临床研究，索拉非尼+吉西他滨+顺铂、阿昔替尼联合帕博利珠单抗、舒尼替尼、培唑帕尼、索拉非尼、阿昔替尼、卡博替尼是推荐治疗药物。

（二）mTOR抑制剂

1.透明细胞型晚期肾癌二线及以上治疗

依维莫司可作为TKI治疗失败或免疫联合治疗失败转移性或不可切除性透明细胞型肾癌二线治疗。依维莫司用于治疗先前接受靶向药物治疗失败的转移性肾癌，mPFS达4.9个月，mOS为14.8个月。依维莫司也可作为既往一、二线均为TKI治疗失败或既往接受靶向治疗与免疫治疗失败的转移性或不可切除性透明细胞型肾癌患者后线治疗药物。

2.非透明细胞型晚期肾癌全身治疗

依维莫司单药或联合贝伐珠单抗可治疗乳头状肾细胞癌、嫌色细胞癌、未分类肾细胞癌等非透明细胞癌。

十二、尿路上皮癌和前列腺癌

（一）抗HER2靶向治疗

维迪西妥单抗联合特瑞普利单抗可作为晚期/转移性尿路上皮癌一线治疗方案，ORR为71.8%，mPFS为9.2个月。维迪西妥单抗也可作为既往化疗失败的HER2阳性转移性尿路上皮癌二线及以上治疗药物。

（二）FGFR抑制剂

厄达替尼可作为既往化疗失败或者既往免疫治疗失败的且携带易感性FGFR3或FGFR2基因变异的转移性尿路上皮癌二线及以上治疗药物。

（三）ADC药物

Enfortumab Vedotin是一种靶向肿瘤细胞表面分子Nectin-4的ADC药物，可作为既往化疗失败、既往免疫治疗失败（包括术后辅助免疫治疗失败以及铂类不能耐受人群）的转移性尿路上皮癌二线及以上的治疗药物。

Sacituzumab Govitecan-Hziy一种靶向Trop-2 ADC药物，可作为既往化疗及免疫治疗失败的移性尿路上皮癌三线治疗药物。目前在国内尚未获得治疗晚期尿路上皮癌的适应证。

（四）PARP抑制剂

1.一线治疗

奥拉帕利联合阿比特龙用于携带同源重组修复基因突变（HRRm）且既往未经新型内分泌治疗和化疗的转移性去势抵抗性前列腺癌（mCRPC）患者。

2.二线治疗

对于携带HRRm的mCRPC患者，奥拉帕利可用于先前接受靶向雄激素受体的治疗中出现疾病进展且未经化疗的，或者既往经多西他赛化疗失败且未经新型内分泌治疗的患者的二线治疗。

3.后线治疗

奥拉帕利可用于携带HRRm且既往新型内分泌治疗和多西他赛化疗失败mCRPC患者。

十三、卵巢癌

（一）抗血管靶向药物

1.一线治疗

（1）对于Ⅱ—Ⅳ期卵巢上皮癌患者，紫杉醇+卡铂化疗期间联合贝伐珠单抗用于术后辅助治疗；对于一线化疗中联合贝伐单抗，化疗结束后CR/PR的患者：若无*BRCA1/2*突变，可用贝伐珠单抗单药作维持治疗；若有*BRCA1/2*突变，可选用贝伐珠单抗联合奥拉帕利作维持治疗。

（2）贝伐珠单抗+5-FU+甲酰四氢叶酸+奥沙利铂、贝伐珠单抗+奥沙利铂+卡培他滨可用于Ⅱ—Ⅳ期黏液性癌的一线治疗。

2.二线及后线治疗

（1）铂敏感复发卵巢癌：铂敏感复发是指肿瘤复发时间与既往末次化疗时间间隔大于6个月。贝伐珠单抗+紫杉醇/吉西他滨/多柔比星脂质体+卡铂可用于铂敏感复发卵巢上皮癌患者的治疗；化疗后评价为CR/PR的且无*BRCA1/2*突变的患者，贝伐珠单抗可用于后续维持治疗。尼拉帕利+贝伐珠单抗也可用于无*BRCA1/2*突变的铂敏感复发卵巢上皮癌的治疗。对于铂敏感复发卵巢黏液性癌，可选用卡培他滨+奥沙利铂±贝伐珠单抗方案或者5-Fu+甲酰四氢叶酸+奥沙利铂±贝伐珠单抗方案，并推荐贝伐珠单抗用于后续维持治疗。

（2）铂耐药复发卵巢癌：铂耐药复发是指肿瘤复发时间与既往末次化疗时间间隔小于6个月或肿瘤在初始治疗或复发治疗过程中进展。治疗可选用多柔比星脂质体/紫杉醇周疗/依泊替康±贝伐珠单抗、贝伐珠单抗±环磷酰胺等方案。

（3）特殊类型卵巢癌：贝伐珠单抗可用于经评估无法达到满意减瘤术的复发性恶性性索间质肿瘤的治疗。

（4）阿帕替尼+多柔比星脂质体用于铂耐药复发卵巢上皮癌的治疗。

（二）PARP抑制剂

1.奥拉帕利

（1）一线治疗：奥拉帕利±贝伐珠单抗用于携带有

害胚系或体细胞BRCA突变Ⅲ—Ⅳ期卵巢上皮癌患者在一线含铂化疗达到CR或PR后的维持治疗，显著提高了患者3年生存率。

（2）二线及后线治疗：对于携带有害胚系或体系BRCA突变的患者，奥拉帕利单药用于复发性卵巢上皮癌的维持治疗，以及经过三线或更多线化疗的晚期卵巢癌成人患者的复发治疗。

2.尼拉帕利

（1）一线治疗：尼拉帕利单药用于Ⅲ—Ⅳ期卵巢癌一线含铂化疗结束CR或PR的一线维持治疗。PRIMA研究和PRIME研究结果提示，一线化疗获得CR/PR后尼拉帕尼维持治疗对于HRD阳性BRCA无突变者和HRD阴性者都有不同程度的获益。

（2）二线及后线治疗

1）铂敏感复发卵巢上皮癌的治疗：尼拉帕利＋贝伐珠单抗可用于无*BRCA1/2*突变的铂敏感复发卵巢上皮癌的治疗。尼拉帕利单药也可用于铂敏感复发卵巢上皮癌经化疗CR或PR后的维持治疗，对HRD阳性/BRCA无突变者和HRD阴性者均有不同程度PFS获益。

2）铂耐药复发卵巢上皮癌的治疗：尼拉帕利单药

可用于铂耐药卵巢上皮癌复发后的治疗。

3.氟唑帕利

可用于铂敏感复发卵巢上皮癌化疗有效后的维持治疗；还可用于BRCA基因突变的铂敏感复发卵巢上皮癌的四线及以上治疗。

4.帕米帕利

用于携带BRCA基因突变的铂敏感复发卵巢上皮癌的四线及以上治疗。

（三）其他靶向治疗

索拉菲尼+拓扑替康、帕唑帕尼用于铂耐药复发性卵巢上皮癌备选方案，拉罗替尼或恩曲替尼用于NTRK基因融合阳性复发性卵巢上皮癌，曲美替尼或比美替尼（Binimetinib）用于复发性低级别浆液癌。达拉非尼+曲美替尼用于BRAF V600E阳性复发性卵巢上皮癌。

十四、宫颈癌

（一）抗血管靶向药物

1.一线治疗

贝伐珠单抗联合化疗用于复发或转移性宫颈鳞癌、腺癌、腺鳞癌。帕博利珠单抗+顺铂/卡铂+紫杉醇±贝伐珠单抗用于PD-L1阳性复发或转移性宫颈鳞癌、腺癌、腺鳞癌。

2. 二线及后线治疗

在一线化疗后疾病进展及不适合联合化疗者，也可选择贝伐珠单抗单药作为二线或后线治疗。

（二）NTRK抑制剂

拉罗替尼、恩曲替尼用于NTRK基因融合复发或转移性宫颈鳞癌、腺癌、腺鳞癌二线或后续治疗。

十五、软组织肉瘤

软组织肉瘤（STS）治疗通常采用以手术为主的整合治疗模式，近年来一些靶向治疗药物对特定组织学类型的晚期STS显示较好前景。

（一）酪氨酸激酶抑制剂

1. 克唑替尼、塞瑞替尼

可作为晚期或不可切除ALK融合炎性肌纤维母细胞瘤一线治疗。

2. 伊马替尼

可作为晚期或不可切除隆突性皮肤纤维肉瘤一线治疗。

（二）抗血管靶向药物

1. 培唑帕尼

可作为晚期或不可切除腺泡状软组织肉瘤一线治

疗；也可作为除脂肪肉瘤以外晚期不可切除软组织肉瘤患者或者晚期不可切除恶性孤立性纤维瘤二线治疗。

2.安罗替尼

可作为晚期或不可切除腺泡状软组织肉瘤一线治疗，也可作为晚期或不可切除的软组织肉瘤二线治疗。

3.瑞戈非尼

可作为除脂肪肉瘤以外不可切除或晚期软组织肉瘤二线治疗。

4.索拉非尼

可作为晚期或不可切除血管肉瘤患者和晚期或不可切除恶性孤立性纤维瘤二线治疗。

5.舒尼替尼

可作为晚期或不可切除腺泡状软组织肉瘤一线治疗。

6.贝伐珠单抗联合化疗

可作为晚期或不可切除血管肉瘤二线治疗。贝伐珠单抗联合替莫唑胺可作为晚期或不可切除恶性孤立性纤维瘤二线治疗。

（三）CDK4/6抑制剂

哌柏西利可作为晚期或不可切除腹膜后高分化/去分

化脂肪肉瘤一线治疗。

（四）mTOR抑制剂

依维莫司可作为晚期或不可切除恶性血管周上皮样细胞瘤一线治疗。

十六、胃肠间质瘤

胃肠间质瘤（gastrointestinal stromal tumor，GIST）是胃肠道最常见间叶源性肿瘤，多数继发于原癌基因受体酪氨酸激酶（KIT）和血小板衍化生长因子受体A（PDGFRA）突变。大量临床研究支持小分子酪氨酸激酶抑制剂伊马替尼在术后辅助治疗及转移复发治疗中的一线地位，其他酪氨酸激酶抑制剂如舒尼替尼、达沙替尼、瑞戈非尼、瑞派替尼等也取得了一定的研究进展。

酪氨酸激酶抑制剂

1.伊马替尼

可作为特殊部位、需联合脏器切除以及难以R0切除的GIST术前新辅助治疗及原发GIST患者的术后辅助治疗。伊马替尼还可作为转移性GIST一线治疗，其中KIT外显子9号突变GIST推荐高剂量治疗。对于伊马替尼标准剂量治疗失败的转移性GIST患者，伊马替尼增加剂量可作为二线治疗。对于伊马替尼与舒尼替尼治疗失败的转移性GIST患者，伊马替尼可作为三线治疗。

2.阿伐替尼

可作为PDGFRA外显子18突变（包括PDGFRA D842V突变）的转移性GIST一线治疗。

3.舒尼替尼

可作为伊马替尼标准剂量治疗失败的转移性GIST二线治疗。

4.达沙替尼

可作为转移性GIST基因分型不明患者一线治疗，也可作为伊马替尼标准剂量治疗失败的转移性GIST患者二线治疗。

5.瑞戈非尼

可作为伊马替尼与舒尼替尼治疗失败的转移性GIST三线治疗。

6.瑞派替尼

可抑制KIT和PDGFRA激酶，包括野生型、原发性和继发性突变，用于转移性GIST四线治疗。

参考文献

1.Pan-cancer analysis of whole genomes. ICGC/TCGA Pan-Cancer Analysis of Whole Genomes Consortium. Nature, 2020，578（7793）：82-93.

2.Philippe L Bedard，David M Hyman，Matthew S Davids, et al. Small molecules，big impact 20 years of targeted therapy in oncology. Lancet，2020，395（10229）：1078-1088.

3.Johann S Bergholz，Qiwei Wang，Sheheryar Kabraji，et al. Integrating immunotherapy and targeted therapy in cancer Treatment：Mechanistic Insights and Clinical Implications. Clin Cancer Res，2020，26（21）：5557-5566.

4.石远凯，孙燕.中国抗肿瘤新药临床试验60年发展历程和主要成果（1960—2020）.中华肿瘤杂志，2021，43（6）：696-706.

5.Biswas D，Ganeshalingam J，Wan J. The future of liquid biopsy. Lancet Oncol，2020，21（12）：e550.

6.Fu Z，Li S，Han S，et al. Antibody drug conjugate：the "biological missile" for targeted cancer therapy. Signal Transduct Target Ther，2022，7（1）：93.

7.Jiang Y Z，Ma D，Suo C，et al. Genomic and Transcriptomic Landscape of Triple-Negative Breast Cancers：Subtypes and Treatment Strategies. Cancer Cell，2019，35（3）：428-440.e5.

8.Jiang Y Z，Liu Y，Xiao Y，et al. Molecular subtyping and genomic profiling expand precision medicine in refractory metastatic triple-negative breast cancer：the FUTURE trial. Cell Res，2021，31（2）：178-186.

9.王树滨，高静，朱宇，等.类器官药物敏感性检测指导肿瘤精准治疗临床应用专家共识（2022年版）.中国癌症防治杂志，2022，14（3）：234-239.

10.Zhong L，Li Y，Xiong L，et al. Small molecules in targeted cancer therapy：advances，challenges，and future perspectives. Signal transduction and targeted therapy，2021，6（1）：201.

11.Jin S，Sun Y，Liang X，et al. Emerging new therapeutic antibody derivatives for cancer treatment. Signal transduction and targeted therapy，2022，7（1）：39.

12.Tsao L C，Force J，Hartman Z C. Mechanisms of Therapeutic Antitumor Monoclonal Antibodies. Cancer research, 2021, 81 (18): 4641-4651.

13. Zhang J, Ji D, Cai L, et al. First-in-human HER2-targeted Bispecific Antibody KN026 for the Treatment of Patients with HER2-positive Metastatic Breast Cancer: Results from a Phase I Study. Clinical cancer research, 2022, 28 (4): 618-628.

14. Sahin U, Türeci Ö, Manikhas G, et al. FAST: a randomised phase II study of zolbetuximab (IMAB362) plus EOX versus EOX alone for first-line treatment of advanced CLDN18.2-positive gastric and gastro-oesophageal adenocarcinoma. Annals of oncology, 2021, 32 (5): 609-619.

15. Nicolas J, Alain B, Charles D, et al. Antibody-Drug Conjugates: The Last Decade. Pharmaceuticals, 2020, 13 (9): 245.

16. Fu Z, Li S, Han S, et al. Antibody drug conjugate: the "biological missile" for targeted cancer therapy. Signal transduction and targeted therapy, 2022, 7 (1): 93.

17. Nilsson M B, Robichaux J, Herynk M H, et al. Altered

Regulation of HIF-1α in Naive- and Drug-Resistant EGFR-Mutant NSCLC: Implications for a Vascular Endothelial Growth Factor-Dependent Phenotype. Journal of thoracic oncology: official publication of the International Association for the Study of Lung Cancer, 2021, 16 (3): 439-451.

18.Zhou Q, Xu C R, Cheng Y, et al. Bevacizumab plus erlotinib in Chinese patients with untreated, EGFR-mutated, advanced NSCLC (ARTEMIS-CTONG1509): A multicenter phase 3 study. Cancer cell, 2021, 39 (9): 1279-1291.

19.Wu Q, Zhen Y, Shi L, et al. EGFR Inhibition Potentiates FGFR Inhibitor Therapy and Overcomes Resistance in FGFR2 Fusion-Positive Cholangiocarcinoma. Cancer discovery, 2022, 12 (5): 1378-1395.

20.Degirmenci U, Wang M, Hu J. Targeting Aberrant RAS/RAF/MEK/ERK Signaling for Cancer Therapy. Cells, 2020, 9 (1).

21.Braicu C, Buse M, Busuioc C, et al. A Comprehensive Review on MAPK: A Promising Therapeutic Target in

Cancer. Cancers，2019，11（10）.

22. Cook J H，Melloni G E M，Gulhan D C，et al. The origins and genetic interactions of KRAS mutations are allele- and tissue-specific. Nature communications，2021，12（1）：1808.

23. Skoulidis F，Li B T，Dy G K，et al. Sotorasib for Lung Cancers with KRAS p.G12C Mutation. The New England journal of medicine，2021，384（25）：2371-2381.

24. Jänne P A，Riely G J，Gadgeel S M，et al. Adagrasib in Non-Small -Cell Lung Cancer Harboring a KRAS（G12C）Mutation. The New England journal of medicine，2022，387（2）：120-131.

25. Planchard D，Besse B，Groen H J M，et al. Phase 2 Study of Dabrafenib Plus Trametinib in Patients With BRAF V600E-Mutant Metastatic NSCLC：Updated 5-Year Survival Rates and Genomic Analysis. Journal of thoracic oncology：official publication of the International Association for the Study of Lung Cancer，2022，17（1）：103-115.

26. Camidge D R，Kim H R，Ahn M J，et al. Brigatinib

Versus Crizotinib in Advanced ALK Inhibitor–Naive ALK–Positive Non–Small Cell Lung Cancer：Second Interim Analysis of the Phase III ALTA–1L Trial. Journal of clinical oncology：official journal of the American Society of Clinical Oncology，2020，38（31）：3592–3603.

27.Horn L，Wang Z，Wu G，et al. Ensartinib vs Crizotinib for Patients With Anaplastic Lymphoma Kinase–Positive Non–Small Cell Lung Cancer：A Randomized Clinical Trial. JAMA oncology，2021，7（11）：1617–1625.

28.Solomon B J，Bauer T M，Ignatius Ou S H，et al. Post Hoc Analysis of Lorlatinib Intracranial Efficacy and Safety in Patients With ALK–Positive Advanced Non–Small–Cell Lung Cancer From the Phase III CROWN Study. Journal of clinical oncology：official journal of the American Society of Clinical Oncology，2022，40（31）：3593–3602.

29.Recondo G，Che J，Jänne P A，et al. Targeting MET Dysregulation in Cancer. Cancer discovery，2020，10（7）：922–934.

30. Lu S， Fang J， Li X， et al. Once-daily savolitinib in Chinese patients with pulmonary sarcomatoid carcinomas and other non-small-cell lung cancers harbouring MET exon 14 skipping alterations： a multicentre， single-arm， open-label， phase 2 study. The Lancet Respiratory medicine， 2021， 9（10）： 1154-1164.
31. Paik P K， Felip E， Veillon R， et al. Tepotinib in Non-Small-Cell Lung Cancer with MET Exon 14 Skipping Mutations. The New England journal of medicine， 2020， 383（10）： 931-943.
32. Thomas M， Garassino M， Felip E， et al. OA03. 05 Tepotinib in Patients with MET Exon 14（METex14） Skipping NSCLC： Primary Analysis of the Confirmatory VISION Cohort C， 2022， 17（9）： S9-S10.
33. Wolf J， Seto T， Han JY， et al. Capmatinib in MET Exon 14-Mutated or MET-Amplified Non-Small-Cell Lung Cancer. The New England journal of medicine， 2020， 383（10）： 944-957.
34. Camidge D R， Otterson G A， Clark J W， et al. Crizotinib in Patients With MET-Amplified NSCLC. Journal

of thoracic oncology: official publication of the International Association for the Study of Lung Cancer, 2021, 16 (6): 1017-1029.

35.Drilon A, Clark J W, Weiss J, et al. Antitumor activity of crizotinib in lung cancers harboring a MET exon 14 alteration. Nature medicine, 2020, 26 (1): 47-51.

36.Michels S Y F, Franklin J, Massuti B, et al. Crizotinib in ROS1-rearranged lung cancer (EUCROSS): Updated overall survival, 2022, 40 (16): 9078.

37.Zheng J, Cao H, Li Y, et al. Effectiveness and prognostic factors of first-line crizotinib treatment in patients with ROS1-rearranged non-small cell lung cancer: A multicenter retrospective study. Lung cancer (Amsterdam, Netherlands), 2020, 147: 130-136.

38.Fischer H, Ullah M, de la Cruz C C, et al. Entrectinib, a TRK/ROS1 inhibitor with anti-CNS tumor activity: differentiation from other inhibitors in its class due to weak interaction with P-glycoprotein. Neuro-oncology, 2020, 22 (6): 819-829.

39.Drilon A, Siena S, Dziadziuszko R, et al. Entrectinib

in ROS1 fusion-positive non-small-cell lung cancer: integrated analysis of three phase 1-2 trials. The Lancet Oncology, 2020, 21 (2): 261-270.

40.Drilon A, Chiu C H, Fan Y, et al. Long-Term Efficacy and Safety of Entrectinib in ROS1 Fusion-Positive NSCLC. JTO clinical and research reports, 2022, 3 (6): 100332.

41.Tan A C, Tan D S W. Targeted Therapies for Lung Cancer Patients With Oncogenic Driver Molecular Alterations. Journal of clinical oncology: official journal of the American Society of Clinical Oncology, 2022, 40 (6): 611-625.

42.Li W, Guo L, Liu Y, et al. Potential Unreliability of Uncommon ALK, ROS1, and RET Genomic Breakpoints in Predicting the Efficacy of Targeted Therapy in NSCLC. Journal of thoracic oncology: official publication of the International Association for the Study of Lung Cancer, 2021, 16 (3): 404-418.

43.Shi M, Wang W, Zhang J, et al. Identification of RET fusions in a Chinese multicancer retrospective analysis by next-generation sequencing. Cancer science, 2022, 113（1）: 308-318.

44. Kohno T, Tabata J, Nakaoku T. REToma: a cancer subtype with a shared driver oncogene. Carcinogenesis, 2020, 41（2）: 123-129.

45. Subbiah V, Wolf J, Konda B, et al. Tumour-agnostic efficacy and safety of selpercatinib in patients with RET fusion-positive solid tumours other than lung or thyroid tumours（LIBRETTO-001）: a phase 1/2, open-label, basket trial. The Lancet Oncology, 2022, 23（10）: 1261-1273.

46. Zhou Q, Wu Y, Chang J, editors. Efficacy and safety of pralsetinib in Chinese patients with advanced RET fusion+ non-small cell lung cancer. World Conference on Lung Cancer, 2021.

47. Oh D Y, Bang Y J. HER2-targeted therapies - a role beyond breast cancer. Nature reviews Clinical oncology, 2020, 17（1）: 33-48.

48. 陈怡萌，徐兵河. HER-2阳性乳腺癌酪氨酸激酶抑制剂治疗进展临床肿瘤学杂志，2021，26（3）：265-

271.

49.李博乐，冯红蕾，魏枫，等.肿瘤抗体药物偶联物的研发进展和挑战.中国肿瘤临床，2022，49（16）：850-857.

50.Shi F，Liu Y，Zhou X，et al. Disitamab vedotin：a novel antibody-drug conjugates for cancer therapy. Drug delivery，2022，29（1）：1335-1344.

51.Zhao Y，Qian Y，Sun Z，et al. Role of PI3K in the Progression and Regression of Atherosclerosis. Frontiers in pharmacology，2021，12：632378.

52.Álvarez-Garcia V，Tawil Y，Wise H M，et al. Mechanisms of PTEN loss in cancer：It's all about diversity. Seminars in cancer biology，2019，59：66-79.

53.Zou Z，Tao T，Li H，et al. mTOR signaling pathway and mTOR inhibitors in cancer：progress and challenges. Cell & bioscience，2020，10：31.

54.Szlasa W，Czarny J，Sauer N，et al. Targeting CD38 in Neoplasms and Non-Cancer Diseases. Cancers，2022，14（17）.

55.Li Z，Richards S，Surks H K，et al. Clinical pharmacology of alemtuzumab， an anti-CD52 immunomodulator， in multiple sclerosis. Clinical and experimental immunology，2018，194（3）：295-314.

56. Kang C. Mosunetuzumab：First Approval. Drugs，2022，82（11）：1229-1234.

57. Horwitz S， O'Connor O A， Pro B， et al. The ECHELON-2 Trial：5-year results of a randomized， phase III study of brentuximab vedotin with chemotherapy for CD30-positive peripheral T-cell lymphoma. Annals of oncology：official journal of the European Society for Medical Oncology，2022，33（3）：288-298.

58. 齐长松，董坤，袁家佳，等. NTRK基因融合的检测及TRK抑制剂研究进展.肿瘤综合治疗电子杂志，2022，8（2）：113-121.

59. Liu F，Wei Y，Zhang H，et al. NTRK Fusion in Non-Small Cell Lung Cancer：Diagnosis，Therapy，and TRK Inhibitor Resistance. Frontiers in oncology，2022，12：864666.

60. Demetri G D， Antonescu C R， Bjerkehagen B， et al. Diagnosis and management of tropomyosin receptor ki-

nase （TRK） fusion sarcomas： expert recommendations from the World Sarcoma Network. Annals of oncology： official journal of the European Society for Medical Oncology，2020，31（11）：1506-1517.

61.McNevin C S，Cadoo K，Baird A M，et al. PARP Inhibitors in Advanced Prostate Cancer in Tumors with DNA Damage Signatures. Cancers，2022，14（19）.

62.Teng M，Luskin M R，Cowan-Jacob S W，et al. The Dawn of Allosteric BCR-ABL1 Drugs： From a Phenotypic Screening Hit to an Approved Drug. Journal of medicinal chemistry，2022，65（11）：7581-7594.

63.Xu X L，Cao Y J，Zhang W，et al. Research Status，Synthesis and Clinical Application of Recently Marketed and Clinical BCR - ABL Inhibitors. Current medicinal chemistry，2022，29（17）：3050-3078.

64.Giri A K，Aittokallio T. DNMT Inhibitors Increase Methylation in the Cancer Genome. Frontiers in pharmacology，2019，10：385.

65.Ramaiah M J，Tangutur A D，Manyam R R. Epigenetic modulation and understanding of HDAC inhibitors in cancer therapy. Life sciences，2021，277：119504.

66. Duan R，Du W，Guo W. EZH2：a novel target for cancer treatment. Journal of hematology & oncology，2020，13（1）：104.

67. Tian W，Zhang W，Wang Y，et al. Recent advances of IDH1 mutant inhibitor in cancer therapy. Frontiers in pharmacology，2022，13：982424.

68. Cadoux-Hudson T，Schofield CJ，McCullagh JSO. Isocitrate dehydrogenase gene variants in cancer and their clinical significance. Biochemical Society transactions，2021，49（6）：2561-2572.

69. 张军，赵崇如，刘万立，等. 细胞周期蛋白依赖性激酶4/6抑制剂在乳腺癌治疗中的新策略. 中华乳腺病杂志（电子版），2022，16（2）：110-115.

70. 葛凡，孙建，黄璐. 小分子周期蛋白依赖性激酶4/6抑制剂药物及其专利研究. 中国医药工业杂志，2022，53（4）：464-473.

71. Goel S，Bergholz J S，Zhao J J. Targeting CDK4 and CDK6 in cancer. Nature reviews Cancer，2022，22（6）：356-372.

72. Lu S, Dong X, Jian H, et al. AENEAS: A Randomized Phase Ⅲ Trial of Aumolertinib Versus Gefitinib as First-Line Therapy for Locally Advanced or Metastatic-Non-Small-Cell Lung Cancer With EGFR Exon 19 Deletion or L858R Mutations, 2022, 40 (27): 3162-3171.

73. Shi Y, Chen G, Wang X, et al. Furmonertinib (AST2818) versus gefitinib as first-line therapy for Chinese patients with locally advanced or metastatic EGFR mutation-positive non-small-cell lung cancer (FURLONG): a multicentre, double-blind, randomised phase 3 study. The Lancet Respiratory medicine, 2022, 10 (11): 1019-1028.

74. Miyauchi E, Morita S, Nakamura A, et al. Updated Analysis of NEJ009: Gefitinib-Alone Versus Gefitinib Plus Chemotherapy for Non-Small-Cell Lung Cancer With Mutated EGFR. Journal of clinical oncology: official journal of the American Society of Clinical Oncology, 2022, 40 (31): 3587-3592.

75. Kawashima Y, Fukuhara T, Saito H, et al. Bevacizum-

ab plus erlotinib versus erlotinib alone in Japanese patients with advanced, metastatic, EGFR-mutant non-small-cell lung cancer (NEJ026): overall survival analysis of an open-label, randomised, multicentre, phase 3 trial. The Lancet Respiratory medicine, 2022, 10 (1): 72-82.

76. Han B, Li K, Wang Q, et al. LBA4 The efficacy and safety of TQ-B2450 alone/with anlotinib in previously treated advanced non-small cell lung cancer (NSCLC): A multicenter, randomized, double-blind, placebo-controlled clinical trial, 2021, 32: S1429.

77. Park K, Haura E B, Leighl N B, et al. Amivantamab in EGFR Exon 20 Insertion-Mutated Non-Small-Cell Lung Cancer Progressing on Platinum Chemotherapy: Initial Results From the CHRYSALIS Phase I Study. Journal of clinical oncology: official journal of the American Society of Clinical Oncology, 2021, 39 (30): 3391-3402.

78. Common Terminology Criteria for Adverse Events (CTCAE) Version 5. Published: November 27. US Depart-

ment of Health and Human Services, National Institutes of Health, National Cancer Institute.

79. 王晨，张守民.抗肿瘤靶向药物相关皮肤不良反应临床表现及治疗最新进展.实用皮肤病学杂志，2021（5）：292-296.

80. 杜若飞，陈长英，周会月，等.癌症病人靶向治疗致皮肤不良反应的研究进展.护理研究，2021（9）：1610-1615.

81. Deutsch A，Leboeuf N R，Lacouture M E，et al.Dermatologic Adverse Events of Systemic Anticancer Therapies：Cytotoxic Chemotherapy，Targeted Therapy，and Immunotherapy. American Society of Clinical Oncology educational book American Society of Clinical Oncology Annual Meeting，2020，40：485-500

82. Spagnolo P，Bonniaud P，Rossi G，et al.Drug-induced interstitial lung disease. The European respiratory journal，2022，60（4）.

83. Pelaia C，Crimi C，Vatrella A，et al.Molecular Targets for Biological Therapies of Severe Asthma. Frontiers in immunology，2020，11：603312.

84. Mandlik D S，Mandlik S K. New perspectives in bronchial asthma：pathological，immunological alterations，biological targets，and pharmacotherapy. Immunopharmacol Immunotoxicol，2020，42（6）：521–544.

85. 沈悦忠，王珏，林胜友.恶性肿瘤靶向药物治疗后口腔黏膜炎中西医研究进展.新中医，2021（19）：164–168.

86. 俞仪萱，李嘉，张旭，等.中医药治疗抗肿瘤分子靶向药物相关腹泻的Meta分析.浙江中医药大学学报，2022（7）：805–815.

87. 李欣，唐小葵.肺癌靶向治疗致自身免疫性疾病相关间质性肺疾病进展两例并文献复习.临床肺科杂志，2022（3）：476–479.

88. 古力尼尕尔·麦麦提吐尔孙，付真彦.肺癌靶向治疗药物EGFR–TKIs与其心脏毒性的研究进展.心血管病学进展，2022（2）：128–132.

89. 张可欣，方凤奇.乳腺癌靶向治疗的心脏保护——基于《2021CSCO肿瘤治疗相关心血管毒性防治指南》解读.中国临床新医学，2022（6）：496–500.

90. 宁晓，李健明，罗璧如.超声心动图及心电图对乳腺癌患者靶向治疗后心脏损伤的评估.现代电生理学杂志，2022（1）：44-46.

91. Barish R， Gates E， Barac A： Trastuzumab-Induced Cardiomyopathy. Cardiology clinics， 2019， 37 （4）： 407-418.

92. Choksey A， Timm K N. Cancer Therapy-Induced Cardiotoxicity - A Metabolic Perspective on Pathogenesis， Diagnosis and Therapy. International journal of molecular sciences， 2021， 23（1）.

93. Estrada CC， Maldonado A， Mallipattu SK. Therapeutic Inhibition of VEGF Signaling and Associated Nephrotoxicities. Journal of the American Society of Nephrology： JASN， 2019， 30（2）： 187-200.

94. Owonikoko T K， Harvey R D， Carthon B， et al. A Phase I Study of Safety， Pharmacokinetics， and Pharmacodynamics of Concurrent Everolimus and Buparlisib Treatment in Advanced Solid Tumors. Clinical cancer research： an official journal of the American Association for Cancer Research， 2020， 26（11）： 2497-2505.

95. Koutsavlis I. Progressive multifocal leukoencephalopathy

in multiple myeloma. A literature review and lessons to learn. Annals of hematology，2021，100（1）：1-10.

96.Pirola J P，Baenas D F，Haye Salinas M J，et al. Posterior reversible leukoencephalopathy syndrome：Case series and review of the literature. Reumatologia clinica，2020，16（2 Pt 2）：169-173.

97.Peng L，Zhu L，Sun Y，et al. Targeting ALK Rearrangements in NSCLC：Current State of the Art. Frontiers in oncology，2022，12：863461.

98.Baba K，Goto Y. Lorlatinib as a treatment for ALK-positive lung cancer. Future oncology（London，England），2022，18（24）：2745-2766.

99.Han B，Li K，Wang Q，et al. Effect of Anlotinib as a Third-Line or Further Treatment on Overall Survival of Patients With Advanced Non-Small Cell Lung Cancer：The ALTER 0303 Phase 3 Randomized Clinical Trial. JAMA oncology 2018，4（11）：1569-1575.

100.樊代明.中国肿瘤整合诊治指南.天津：天津科学技术出版社，2022.

101.林桐榆，于世英，焦顺昌.恶性肿瘤靶向治疗.北京：人民卫生出版社，2016.

102.Roy S H，Masahiro T，Thomas J，et al. Osimertinib as adjuvant therapy in patients with stage ⅠB~ⅢA EGFR mutation positive NSCLC after complete tumor resection：ADAURA. J Clin Oncol，2020，38（8）：LBA5.

103.Wu YL，Tsuboi M，He J，et al. Osimertinib in Resected <i>EGFR</i>-Mutated Non-Small-Cell Lung Cancer. N Engl J Med，2020，383（18）：1711-1723

104.Shi Y，Hu X，Zhang S，et al. Efficacy，safety，and genetic analysis of furmonertinib（AST2818）in patients with EGFR T790M mutated non-small-cell lung cancer：a phase 2b，multicentre，single-arm，open-label study. Lancet Respir Med，2021，9（8）：829-839.

105. Yang Y，Zhou J，Zhou J，et al. Efficacy，safety，and biomarker analysis of ensartinib in crizotinib-resistant，ALK-positive non-small-cell lung cancer：a multicentre，phase 2 trial. Lancet Respir Med，2020，8（1）：45-53.

106. Dagogo-Jack I. Durable Response to Dabrafenib Combined With Trametinib in a Patient With NSCLC Harboring a BRAF G469A Mutation. Thorac Oncol, 2020, 15（10）: e174-e176.

107. Drilon A, Jenkins C, Iyer S, et al. ROS1-dependent cancers - biology, diagnostics and therapeutics. Nat Rev Clin Oncol, 2021, 18（1）, 35-55.

108. Shao Z, Pang D, Yang H, et al. Efficacy, Safety, and Tolerability of Pertuzumab, Trastuzumab, and Docetaxel for Patients With Early or Locally Advanced ERBB2-Positive Breast Cancer in Asia: The PEONY Phase 3 Randomized Clinical Trial. JAMA Oncol, 2020, 6（3）: e193692.

109. Chan A, Moy B, Mansi J, et al. Final Efficacy Results of Neratinib in HER2-positive Hormone Receptor-positive Early-stage Breast Cancer From the Phase III ExteNET Trial. Clin Breast Cancer, 2021, 21（1）: 80-91.e7.

110. Piccart M, Procter M, Fumagalli D, et al. APHINITY Steering Committee and Investigators. Adjuvant Pertu-

zumab and Trastuzumab in Early HER2–Positive Breast Cancer in the APHINITY Trial：6 Years′ Follow–Up. J Clin Oncol，2021，39（13）：1448–1457.

111. Swain S M，Miles D，Kim SB，et al. CLEOPATRA study group. Pertuzumab，trastuzumab，and docetaxel for HER2–positive metastatic breast cancer（CLEOPATRA）：end–of–study results from a double–blind，randomised，placebo–controlled，phase 3 study. Lancet Oncol，2020，21（4）：519–530.

112. Yan M，Bian L，Hu X，et al. Pyrotinib plus capecitabine for human epidermal growth factor receptor 2–positive metastatic breast cancer after trastuzumab and taxanes（PHENIX）：a randomized，double–blind，placebo–controlled phase 3 study. Transl Breast Cancer Res，2020，1：13–13.

113. Xu B，Yan M，Ma F，et al. Pyrotinib plus capecitabine versus lapatinib plus capecitabine for the treatment of HER2 – positive metastatic breast cancer（PHOEBE）：a multicentre，open–label，randomised，controlled，phase 3 trial. Lancet Oncol，2021，22（3）：

351–360.

114.Johnston S R D, Harbeck N, Hegg R, et al. Abemaciclib combined with endocrine therapy for the adjuvant treatment of HR1, HER2－, node－positive, high–risk, early breast cancer（monarchE）. J Clin Oncol, 2020, 38（34）: 3987–3998.

115.Zhang Q Y, Sun T, Yin Y M, et al. MONARCH plus: abemaciclib plus endocrine therapy in women with HR+/HER2– advanced breast cancer: the multinational randomized phase III study. Ther Adv Med Oncol, 2020, 12: 1758835920963925.

116.Xu B, Zhang Q, Zhang P, et al. Dalpiciclib or placebo plus fulvestrant in hormone receptor–positive and HER2–negative advanced breast cancer: a randomized, phase 3 trial. Nat Med, 2021, 27（11）: 1904–1909.

117.Budde L E, Sehn L H, Matasar M J, et al. Mosunetuzumab monotherapy is an effective and well–tolerated treatment option for patients with relapsed / refractory（R/R）follicular lymphoma（FL）who have received ≥

2 prior lines of therapy: pivotal results from a Phase I/Ⅱ study. Blood, 2021, 138: 127.

118.Tilly H, Morschhauser F, Sehn L H, et al. Polatuzumab Vedotin in Previously Untreated Diffuse Large B-Cell Lymphoma. N Engl J Med, 2022, 386 (4): 351-363.

119.Sehn L H, Herrera A F, Flowers C R, et al. Polatuzumab Vedotin in Relapsed or Refractory Diffuse Large B-Cell Lymphoma. J Clin Oncol, 2020, 38 (2): 155-165.

120.Diefenbach C, Kahl B S, McMillan A, et al. Polatuzumab vedotin plus obinutuzumab and lenalidomide in patients with relapsed or refractory follicular lymphoma: a cohort of a multicentre, single-arm, phase 1b/2 study. Lancet Haematol, 2021, 8 (12): e891-e901.

121.Ruan J, Moskowitz A J, Mehta-Shah N, et al. High Rates of Remission with the Initial Treatment of Oral Azacitidine Plus CHOP for Peripheral T-Cell Lymphoma (PTCL): Clinical Outcomes and Biomarker Analysis of a Multi-Center Phase Ⅱ Study. Blood, 2021,

138 (Supplement 1): 138-138.

122.Falchi L, Ma H, Klein S, et al. Combined oral 5-azacytidine and romidepsin are highly effective in patients with PTCL: a multicenter phase 2 study Blood, 2021, 137 (16): 2161-2170.

123.Gounder M, Schöffski P, Jones R L, et al. Tazemetostat in advanced epithelioid sarcoma with loss of INI1/SMARCB1: an international, open-label, phase 2 basket study. Lancet Oncol, 2020, 21 (11): 1423-1432.

124.Buscail L, Bournet B, Cordelier P. Role of oncogenic KRAS in the diagnosis, prognosis and treatment of pancreatic cancer. Nat Rev Gastroenterol. Hepatol, 2020, 17 (3): 153-168.

125.Finn R, Qin S, Ikeda M, et al. IMbrave150: Updated overall survival (OS) data from a global, randomized, open - label phase Ⅲ study of atezolizumab (atezo) + bevacizumab (bev) versus sorafenib (sor) in patients (pts) with unresectable hepatocellular carcinoma (HCC) [abstract]. Clin Oncol, 2021, 39:

Abstract 267.

126. Motzer R, Alekseev B, Rha S Y, et al. Lenvatinib plus Pembrolizumab or Everolimus for Advanced Renal Cell Carcinoma. N Engl J Med, 2021, 384 (14): 1289–1300.

127. Lee C H, Shah A Y, Rasco D, et al. Lenvatinib plus pembrolizumab in patients with either treatment–naive or previously treated metastatic renal cell carcinoma (Study 111/KEYNOTE–146): a phase 1b/2 study. Lancet Oncol, 2021, 22 (7): 946–958.